めまいは自分で治せる

8000人の患者を治した「奇跡のメソッド」

新井基洋 著
横浜市立みなと赤十字病院 耳鼻咽喉科部長

ビタミン文庫
マキノ出版

はじめに

２０１２年のロンドンオリンピックでは、「なでしこジャパン」が銀メダルを獲得し、大いに盛り上がりました。その日本女子サッカーを牽引してきた澤穂希《さわほまれ》選手が、オリンピック開催の半年ほど前に体調をくずし、「良性発作性頭位《りょうせいほっさせいとうい》めまい症《しょう》」と診断されました。マスコミで大きく報道されたので、ご記憶のかたも多いでしょう。

後述しますが、めまいを起こす病気の中で最も患者数の多いのが、良性発作性頭位めまい症です。さらにいえば、本書で紹介する「めまいのリハビリ」が最も効果的な病気でもあります。澤選手は、休養と治療で症状が改善したようですが、再発防止のためにも、ぜひ「めまいのリハビリ」を知ってほしいし、できれば実践してもらいたいと思っています。

当然ながら、めまいという症状は、澤選手のようなアスリートだけに起こるものではありません。「布団から起き上がったらクラーッ」「顔を洗っていたらフラーッ」「呼ばれて振り向いたらグワーン」……。めまいの症状に悩んでいる人は多いものです。

めまいが起こっても、しばらく安静にしていれば回復する場合もあると思います。しかし、ある日突然、天地がひっくり返るような激しいめまいに襲われたり、それが長時間続いたり、周期的にめまい発作をくり返したりしたら、「何か大変な病気なのでは」と不安になるでしょう。さらに、吐き気や頭痛、耳鳴りなど多くの症状が同時に起こったら、仕事や家事、育児などにはとても手がつかず、自分の身のまわりのことをすることさえ困難になります。その苦しさや恐怖感は、体験した本人でないとわかりません。

「自分の体はどうなってしまったのだろう」と、めまいの患者さんは大きな不安を抱えて、病院を受診します。その病院での治療といえば、ほとんどが薬物治療です。

薬物治療は、一般的に広く行われています。脳や内耳《ないじ》（鼓膜《こまく》の内側の中耳《ちゅうじ》よりさらに奥）の血流をふやしてめまいを改善する薬や、めまいにともなう吐き気や嘔吐《おうと》をおさえる薬、内耳のむくみを軽減する薬など、それぞれ重要な治療の一環です。しかし、薬物治療だけではすっきり改善せず、くり返しめまいが起こるというケースが多々見られます。そうなると、薬に対して、患者さんだけでなく、医師も限界を感じざるをえません。

では、薬物治療以外に、めまいの治療法はないのでしょうか。

あります。その代表が、リハビリです。

ところが、めまいに対するリハビリを実施している医師は、あまりいないのが現状です。海外では、理学療法士（患者さんに運動療法やリハビリを指導したり、マッサージや温熱療法を行ったりする医療スタッフ）が、めまいのリハビリを実施しているケースもありますが、あまり一般的ではありません。ましてや日本では、医師や理学療法士の一部が、やっと注目し始めた程度です。

しかし、私は以前から、ほとんどのめまいに対して、リハビリが功《こう》を奏《そう》するのではないかと考えていました。もちろん、めまいの治療に薬物治療は必要です。しかし、薬だけで治りきらないめまいには、リハビリが効果的なのです。

みなさんの中には、「えっ、めまいにリハビリ？」と首を傾げているかたもいるでしょう。また、ひどいめまいを経験した患者さんの多くは、「体を動かすこと」に強い不安と抵抗を感じていると思います。頭や目を動かすことで、めまいが再発するのではないか、歩いたらフラッと転倒するのではないか、とためらってしまうでしょう。加えて、「体を動かす」といわれても、具体的な程度や方法を指示されなければ、どうしたらいいかわかりません。そのような現状なので、残念ながら、「めまいのリハビリ」という考え方が広まらず、改善効果も認識されずにいるのです。

私の勤める横浜市立みなと赤十字病院の耳鼻咽喉科《じびいんこうか》では、めまいの患者さんに4泊5日の入院を勧め、私が考案したリハビリ運動を指導しています。15名ほどのめまいの患者さんが一堂に会して、1日4回リハビリを行うのです。入院中にめまいの症状を改善させるのはもちろん、患者さんがリハビリを習得して、退院後も1人でリハビリを続けられるようにするのが目的です。

実際、家族に両わきを抱えられるようにして入院してきた患者さんが、4日後にはスタスタ1人で歩いて退院する、という光景がよく見られます。そして、その後も自宅でリハビリを続けることによって、「退院後、めまい発作が1度も起こっていません」といった喜びの声が多く寄せられています。これまでに、８０００人を超えるめまいの患者さんが、このリハビリによって改善しているのです。

しかしながら、先にも述べたように、日本では多くの人がめまいのリハビリの存在を知らず、医師が患者さんに指導することもできないでいます。そして、リハビリの方法を習得したいと思っても、「遠方に住んでいるので、横浜まで行けない」「仕事をしているので、4泊5日の入院は難しい」という人も多いでしょう。

そこで、私が考案したリハビリを、少しでも多くの人に知ってもらい、めまいの改善に役立ててほしいと思い、本書を刊行することにしました。私が実際に病院で患者さんに指導しているリハビリの中から、どなたにも安全にできるものを選んでご紹介しています。

めまい患者さんの中には、「医師に診《み》てもらいたくても、どの科にかかればいいのかわからない」「めまいは病気じゃないといわれた」という理由で、長い間放置してしまうかたが少なくありません。めまいがつらくて寝たきり状態だったり、ふらつきが怖《こわ》くて家にとじこもっていたり、という人がたくさんいます。もしかしたら、この本を手にしてくださったあなたも、そうかもしれません。

また、せっかく医師に診てもらっても、適切な診断や治療を受けられないケースも多いようです。なぜなら、めまい専門医が圧倒的に不足しているからです。あとで詳しく説明しますが、めまいは基本的には耳鼻咽喉科が診るべき領域です。しかし、耳鼻咽喉科医の中でも、めまいを専門的に勉強した人は非常に少ないのです。ましてや、めまい専門医以外の医師にかかると、「あなたのめまいはメニエール病ですね」などと、安易に診断されてしまうことも多々あります。これも後述しますが、メニエール病だけが、めまいを起こすわけではありません。そのような医師と患者さん双方が抱えている誤解を解くためにも、本書が一助となればうれしく思います。

本書では、まず第1章で、「なぜめまいが起こるのか」「なぜめまいがリハビリで治るのか」について説明します。第2章では、私が本書のために厳選した8つのリハビリのやり方を、イラストつきで解説しています。すぐにできる簡単なものばかりですので、ぜひやってみてください。

第３章では、あなたのめまいの原因となっている病気がわかる「フローチャート」があります。質問に「はい」「いいえ」で答えていくと、ほぼ病名が確定できます。ご自身の病名がわかったら、「病気別リハビリ」に進んでください。病気別のページでは、その病気の説明と最適なリハビリ、そして体験談を紹介しています。

リハビリを行いつつ、日常生活のちょっとした工夫でめまいを未然に防ぐ方法を、第４章で挙げておきました。さらに、診察室や講演会などでよく出される質問とその回答をＱ＆Ａ形式で紹介しています。

本書を読んでいただければ、めまいの改善に、いかにリハビリが重要か、ご理解いただけると思います。めまいは、寝ているだけでは治りません。さあ、私といっしょにがんばりましょう。

２０１２年　４月

新井《あらい》基洋《もとひろ》

第2章 めまいのリハビリ実践編

第3章 病気別リハビリ&めまいを克服した体験手記

第4章 めまいを起こさない生活術

Staff

●装丁・本文デザイン　小林 歩（アドアーツ）

●イラスト　ミノティカ

●図版　朝日メディアインターナショナル

第1章

なぜ、めまいが
リハビリで治るのか？

「グルグル回る」「フワフワする」「体が揺れる」「立っていられない」

私が勤務する横浜市立みなと赤十字病院には、さまざまな病気で体調をくずした患者さんが毎日おおぜい救急車で搬送されてきます。どんな病気の患者さんが救急外来に来院するのか、統計を取ってみました。交通事故やヤケドなどの外傷を除く１万５５６３例のうち、約６％がめまいの患者さんでした。数にしてみると、２年間で８８４名ものかたが、めまいの症状を訴えて来院しているのです。

めまいに悩む人が、いかに多いかがわかります。

めまいの患者さんは、「めまいなんて病気じゃない」「気のせい」「年のせい」と人にいわれて、孤独感にさいなまれている人が多いようです。しかし、この数字を見ると、「私だけじゃない」「めまいはつらい病気なのだ」と思えるでしょう。

めまいが起こると、「立てない」「歩けない」「気分が悪くなって嘔吐《おうと》する」などといった状態に陥《おちい》ります。そうなると、意識ははっきりしていても、自分では身動きが取れません。脳卒中《のうそつちゆう》（脳の血管が切れたり詰まったりする病気）かもしれない、という恐怖感にも襲われるでしょう。救急車を呼ぶのは当然です。「めまい」というと、軽く扱われがちですが、「救急車を呼ぶほどの苦痛と恐怖」に襲われる、重篤《じゅうとく》な症状といえます。

ところで、めまいとひとことでいっても、いろいろな症状があります。患者さんによっては、ご自身の症状が上手に説明できず、そのために医師も正確な診断ができないこともあります。そうした不幸を避けるためにも、自分の症状を客観的に把握《はあく》しておくといいでしょう。

めまいの訴え方は人それぞれですが、めまいの起こり方を大きく分類すると、「回転性めまい」「浮動性めまい」「動揺性めまい」「立ちくらみ」の4つに分けられます。

【視界がグルグル回る～回転性めまい～】

最も激しいめまいの症状です。周囲のものがグルグルと回ったり、天井やカーテンが流れて見えたりします。めまいと同時に吐き気をもよおし、実際に嘔吐する場合もあります。立っていられなくなり、その場に座り込んだり、横になったまま動けなくなってしまったりする人もいるほどです。回転性のめまいは、三半規管《さんはんきかん》（耳の奥にあるバランス器官。回転を感知する）の障害で起こることがほとんどです。症状は、数分間で終わることもあれば、数時間続くこともあります。

【体がフワフワする～浮動性めまい～】

「体が宙に浮いたように感じる」「柔らかいマットの上を歩いているような感じがする」「頭がフワーッとする」など、いろいろな表現がされます。

浮動性のめまいは、回転性のように激しい症状はあまりありませんが、症状が長引く傾向があります。回転性の発作をくり返し、病気が慢性期に移ったときに起こるケースや、加齢が原因のもの、耳石器《じせきき》（耳の奥にあるバランス器官。頭の向きや傾き、加速度を感知する）の障害から起こるものがあります。

【体が揺れている気がする～動揺性めまい～】

頭や体がグラグラ、あるいはユラユラと揺れている感じがする症状です。歩いているときに足もとがふらついたり、まっすぐ歩けなかったりすることもあります。「原因不明のふらつき」として扱われることが多く、加齢の影響や、片方の三半規管の機能低下が著しいときや、小脳《しょうのう》に障害がある場合も、この症状が現れます。

【立ち上がったときフラーッとする〜立ちくらみ〜】

起立時に、めまいやふらつきが起こる症状です。耳や脳の障害のほか、低血圧、睡眠不足、疲労などが原因でも起こります。電車の座席に座っていて急に立ち上がったらフラッとするとか、つり革につかまっているうちに気分が悪くなる、などという症状です。

めまいが起こったときの対処法

突然激しいめまいに襲われたら、だれでも気が動転します。どうしたらいいかわからず、不安と恐怖に押しつぶされて、ますます症状が悪化することもあるでしょう。

しかし、頭痛や意識の薄れ、しびれ、マヒなどをともなわないめまいは、生命にかかわることはありません。したがって、激しいめまい発作が起こっても大騒ぎをせず、あわてないことが肝心《かんじん》です。冷静さを欠くと、思わぬ事故につながりかねません。

まずは、転倒しないように気をつけながら、座れる場所や横になれる場所へ移動します。同時に、ゆっくり深呼吸をしましょう。あわてると、呼吸が浅く速くなり、「過呼吸」という状態に陥《おちい》りがちです。過呼吸とは、呼吸を多くしすぎるために血液中の二酸化炭素がへりすぎて、呼吸が乱れて苦しくなるという症状です。実際は、血中の酸素濃度は高くなるのですが、空気が吸い込めないような苦しさを強く感じるため、ますます必死に息を吸おうとして、悪循環に陥ります。めまいと過呼吸が重なると非常につらいので、まずは呼吸を整えてください。

外出先で、同行者がいれば、すぐにその人にめまいが起こったことを伝え、休める場所に連れていってもらいましょう。1人で外出したときでも、周囲に人がいる場合は、遠慮せずに助けを求めてください。デパートや駅なら、具合が悪くなった人のための部屋があるはずです。できれば、ゆっくり横になれる、静かな場所へ移動するのがベストですが、とりあえず、公園や道に設置されているベンチでもかまいません。

横になれる場所を確保できたら、衣服を緩め、楽な姿勢で安静にしましょう。このとき、右か左、どちらかを下にすると楽になる場合があるので、試してみてください。めまいの原因が内耳《ないじ》（鼓膜の内側の奥）の障害の場合、悪いほうの耳を上にすると楽になります。どういう姿勢を取ると症状が軽減するか、よく覚えておいて、受診した際に医師に伝えましょう。診断の材料になります。また、嘔吐したものが気管に入らないようにするためにも、あおむけではなく、横向きに寝るのがお勧めです。

すでにめまいの診断や治療を受けていて、医師からめまい止めや吐き気止めの薬を処方されている場合は、すぐにそれを飲みましょう。常備薬を持っていない場合は、同行者に薬局で「酔い止めの薬（乗り物酔いの防止薬）」を買ってきてもらい、それを飲んで様子を見てください。

激しいめまい発作は、安静にしていればしだいに治まってくるはずです。しかし、めまいが何時間も続く場合や、嘔吐がひどくて薬が飲めないときは、我慢せずに救急車を呼び、病院に搬送してもらいましょう。

めまいを治す医師の見きわめ方

めまいは、疲労がたまったときや睡眠不足が続いたとき、カゼなどで体調をくずしたときにも現れます。体調の回復とともに、めまいやふらつきの症状が消えるようであれば、特別に医療機関を受診する必要はありません。しかし、症状が長引いたり、悪化したり、くり返し起こったりする場合は、専門医に相談してください。適切な治療を受ける必要があります。

では、どんな医療機関を受診し、どのような医師に相談すればいいのでしょうか。

めまい、耳鳴り、難聴などが主症状のときには、基本的に耳鼻咽喉科《じびいんこうか》を受診します。これらの症状は、耳の障害に起因しているケースが多いからです。

ただし、激しいめまいに襲われて、歩くこともできず、近くに耳鼻咽喉科がないという場合もあるでしょう。そういうときには、かかりつけの内科医に往診してもらったり、受診したりして、一時的に症状をおさえる処置をしてもらってください。急性期が過ぎて、ある程度動けるようになったら、あらためて耳鼻咽喉科に行き、専門的な検査や診断を受けましょう。

めまいの原因が耳であることがわかれば、耳鼻咽喉科で治療を始められます。耳が原因ではない場合も、脳神経外科や心療内科などを紹介してもらうことができます。

ところで、「めまいが起こる病気」というと、メニエール病（内耳にリンパ液が異常にたまることで耳鳴りやめまいを起こす病気）がいちばん多いと思っている人がいるようです。医師の中にも、そう思っている人がいます。しかし実は、めまいを訴える患者さんの病名を分類すると、最も多いのはメニエール病ではなく、良性発作性頭位《りょうせいほっさせいとうい》めまい症《しょう》（後述）

という病気なのです。

もし、受診した医師が、めまい治療に詳しいかどうか確かめたいときは、こんな質問をしてみてください。

「めまいが起こる病気の中でいちばん多いのは、メニエール病ですよね？」

「そうです」という答えが返ってきたら、その医師はめまいにはあまり詳しくないと考えていいでしょう。これは、その医師が悪いわけではありません。誠に残念ながら、耳鼻咽喉科医だからといって、すべての医師がめまいに詳しいわけではないのが実状なのです。

ただ、最近は「めまい外来」「神経耳科《しんけいじか》」などを設けている病院もふえてきました。そうした病院を受診すれば、より的確な治療を受けることができます。

また、めまい専門医の研究会である「日本めまい平衡《へいこう》医学会」では、学会が認定した専門会員と、めまい相談医を、ホームページ（http://memai.jp/）に掲載しています。専門会員とは、日本めまい平衡医学会が認定した「めまい・平衡医学の学術的研究の専門家」です。めまい相談医は、同学会が認定した「めまい診療の専門知識と診療技術を持つ医師」です。めまいの診療を希望されるかたは、参考にするといいでしょう。

めまいの検査は何をする？

めまいで医療機関を受診すると、必ず目の検査をします。これは、視力を測っているのではなく、眼球の動きを診《み》ているのです。

普通、体がバランスを取る際には、体の動きに合わせて、脳が眼球の動きをコントロールしています。しかし、平衡機能（バランス機能）に異常が起こると、眼球が意志とは無関係に動きます。これを「眼振《がんしん》」といいます。眼振があれば、めまいを起こしていることがわかります。また、眼振を観察することで、障害されている場所を調べるのです。

まずは、めまいの原因が耳にある「末梢性《まつしようせい》めまい」か、脳にある「中枢性《ちゆうすうせい》めまい」かを、眼球の動きで診断します。

末梢性めまいでは、水平方向（右から左、左から右）の眼振か、回旋《かいせん》（グルグル回る）が混合した眼振が見られます。このとき、眼球はゆっくりと右、あるいは左に動いたあと、急速に反対側に動いて元の位置に戻ります。この動きを、1秒間に1回程度くり返すのです。このような眼球の動きを確認できれば、「耳が原因のめまい」と判断できます。

一方、垂直方向（上から下、下から上）の眼振が出ている場合は、脳の異常によるめまいです。CT（コンピューター断層撮影）などの検査を行う必要があります。

眼振の検査には、「フレンツェル眼鏡」という特殊な眼鏡を使用するのが一般的です。この眼鏡は、わかりやすくいうと「強い老眼鏡（凸《とつ》レンズ）」です。きわめて度が強いため、患者さんはほとんど何も見えず、視線を固定することができなくなります。これを「非注視状態《ひちゅうしじょうたい》」といい、このときは、かすかな眼振も観察できるのです。患者さんは何も見えませんが、医師からは患者さんの目が拡大され、眼球の動きを細かく観察することができます。

また、「赤外線CCDカメラ」といって、小型のカメラがついた、より精度の高い眼鏡を使った検査も、徐々に普及してきています。カメラが眼球の動きを撮影し、モニターで目の動きを確認できるのです。当院では通常、こちらの機械を使って検査を行っています。

眼球の動きによって、めまいの原因や障害の場所だけでなく、めまいが悪化しているのか快方に向かっているのか、ということまでわかります。このように、眼振検査はめまいの検査の中で、最も重要な検査といえるのです。

めまいはなぜ起こるのか？

私たちの体は、普通であればまっすぐ立って歩くことができ、短時間なら片足でも体勢を維持できます。これは、体がうまくバランスを取っているからです。それでは、体はどのようにしてバランスを保っているのでしょうか。

体がバランスを取るための機能のことを「平衡機能」と呼びます。人間の平衡機能は、視覚《しかく》（目）、深部感覚刺激《しんぶかんかくしげき》（足の裏）、前庭器《ぜんていき》（耳）という3ヵ所から集まる「バランスに関する情報」を小脳が集約し、それを全身の中枢《ちゅうすう》である大脳が統括することによって保たれているのです。

視覚は、周囲の景色や動きを見ることで、体の位置や動きなどを感じ取っています。深部感覚刺激は、足底の皮膚からの情報が脊髄《せきずい》（背骨の中を通る神経）を経《へ》て脳へ伝わり、体の位置や動きなどを感じ取っています。これに加えて、なくてはならないのが前庭器の働きです。耳の奥の内耳にある前庭器では、平衡機能を維持するために、最も重要な情報を感知しているのです。

〈体がバランスを取るしくみ〉

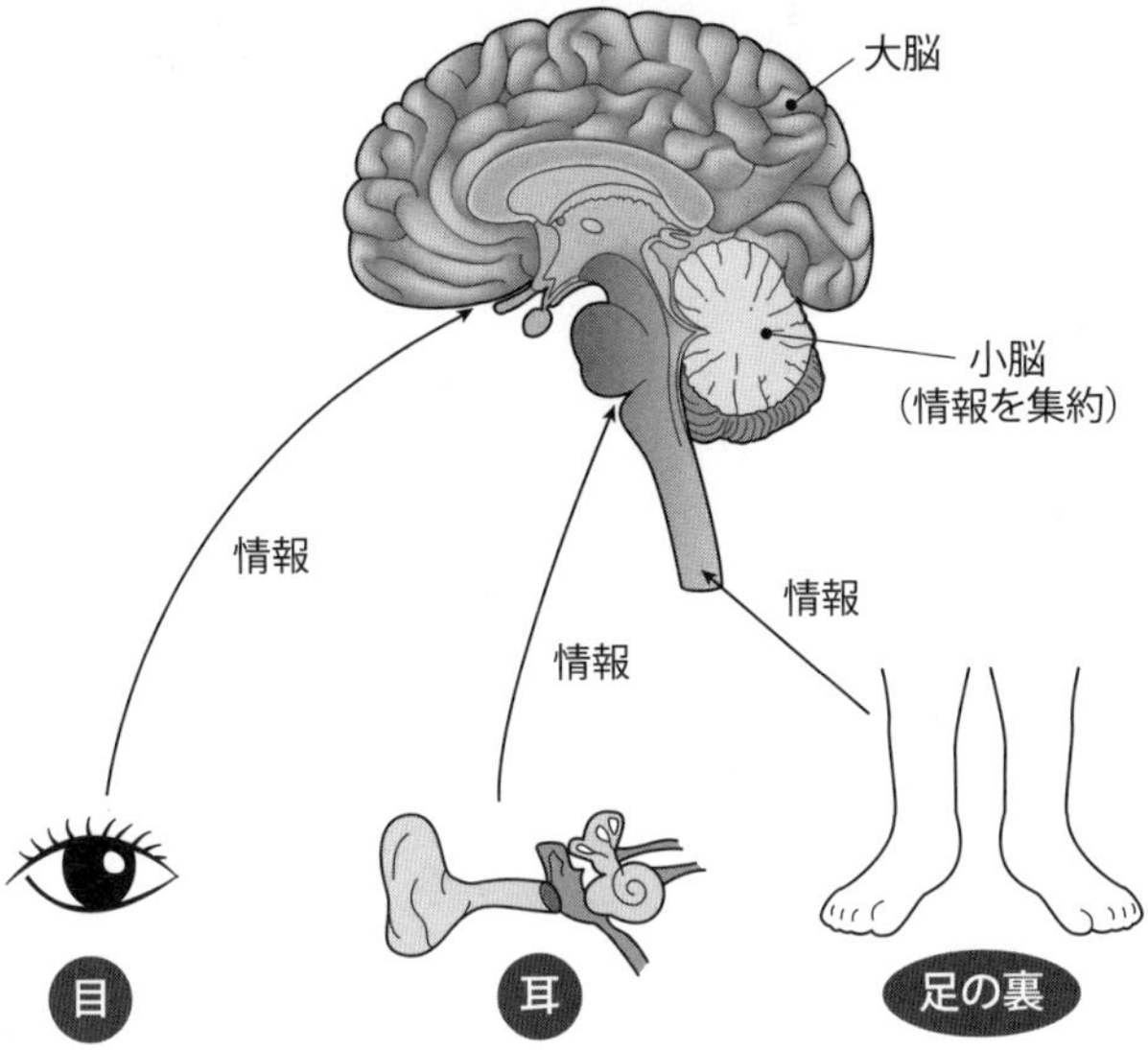

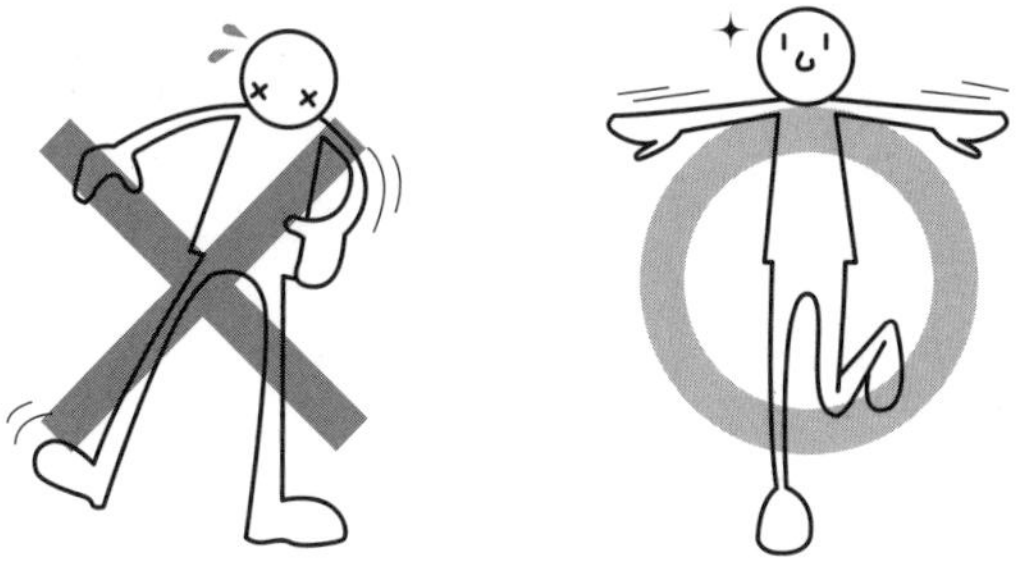

どこかに障害が
あるとめまい、
ふらつきが起こる

平衡機能（目、耳、足の裏）が
正常に働けばバランスが
取れる

では、ここで、前庭器がどのように体のバランスを取るのか、その働きについて見ていきましょう。少し専門的になりますが、イラストを見ながら読み進めてください。

私たちの耳の奥にある内耳は、聴覚をつかさどる「蝸牛《かぎゅう》」、平衡機能をつかさどる「三半規管」、「耳石器」の3つの器官から成っており、三半規管と耳石器は合わせて「前庭器《ぜんていき》」と呼ばれます。前庭器からは、体の動きや傾きを伝える前庭神経が出ていて脳へつながり、小脳に情報が集められます。それをもとに、大脳が体のバランスを保つよう、目の動きを調節したり、全身の筋肉へ指令を送ったりするのです。

三半規管は、その名のとおり「外側半規管《がいそくはんきかん》」「前半規管《ぜんはんきかん》」「後半規管《こうはんきかん》」の3つの半規管で構成されています。外側半規管は、スケート選手が行うスピンのような水平回転を、前と後ろの半規管は、頭の上下のような前後方向への回転を認識します。三半規管の中は内《ない》リンパ液（非常に粘性《ねんせい》が高い特殊な細胞外液）で満たされており、頭が動くとリンパ液も動きます。感覚細胞がリンパ液の流れの速度や方向などをとらえ、その情報が電気刺激となって前庭神経に伝わって、脳へ送られていくのです。

三半規管が頭や体の「動き・回転加速度」を感知するのに対し、耳石器は「傾き具合、直線加速度」を感知します。耳石器は2つあり、1つは水平方向、もう1つは上下（垂直）

〈耳の構造〉

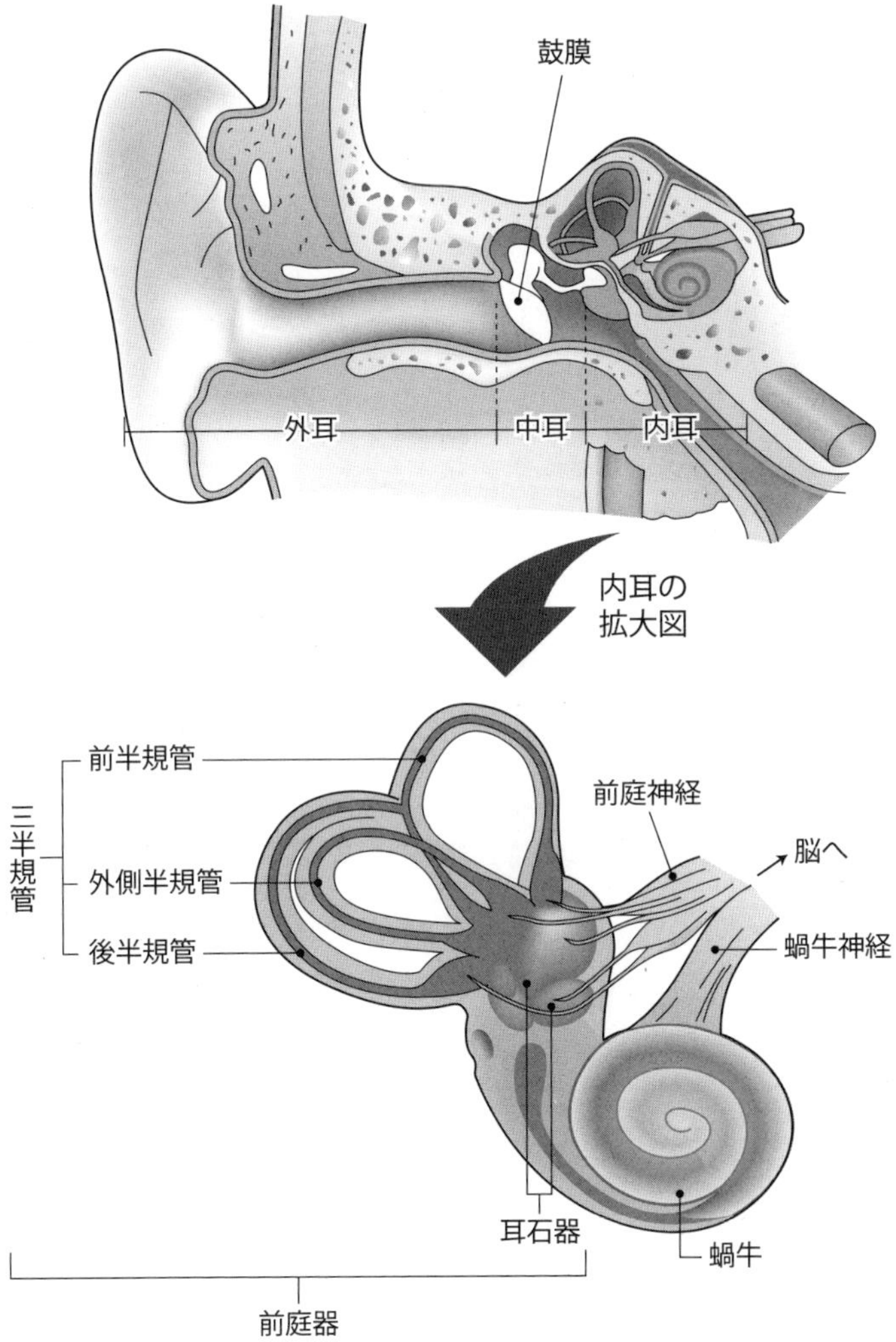
鼓膜
外耳
中耳
内耳
内耳の
拡大図
前半規管
三半規管
外側半規管
後半規管
前庭神経
脳へ
蝸牛神経
耳石器
蝸牛
前庭器

方向の動きや傾きを認識します。

耳石器は、わらび餅《もち》のような粘着性のある耳石膜に、小さな粒状の耳石が多数ついた状態になっています。私たちが頭を傾けると、耳石膜の上の耳石が動きます。その刺激を、耳石膜の下の感覚細胞が情報として脳に伝えるのです。

このように、平衡機能を保つために重要な役割をしている内耳の前庭器は、当然ながら両耳に存在します。この両者が正常に機能しているときは、私たちはバランスを保っていられます。

ところが、なんらかの原因により、どちらかの耳に障害が起こると、平衡機能が低下し、バランスがくずれてしまいます。特に、三半規管の機能に左右差が起こったときに、めまいが発現します。この左右差は、薬や注射を使っても、根本的に治すことはできません。めまいにともなう諸症状を改善するために、薬物療法は必要ですが、この左右差を改善しないかぎり、めまいは残ることになります。このことが、先に述べた、薬物療法に限界を感じるゆえんなのです。

それでは、どうしたらこの左右差を改善することができるのでしょうか？

リハビリ（機能回復訓練）をして、小脳の働きを高めてあげればいいのです。

〈前庭器（耳）が体の動きを感知するしくみ〉

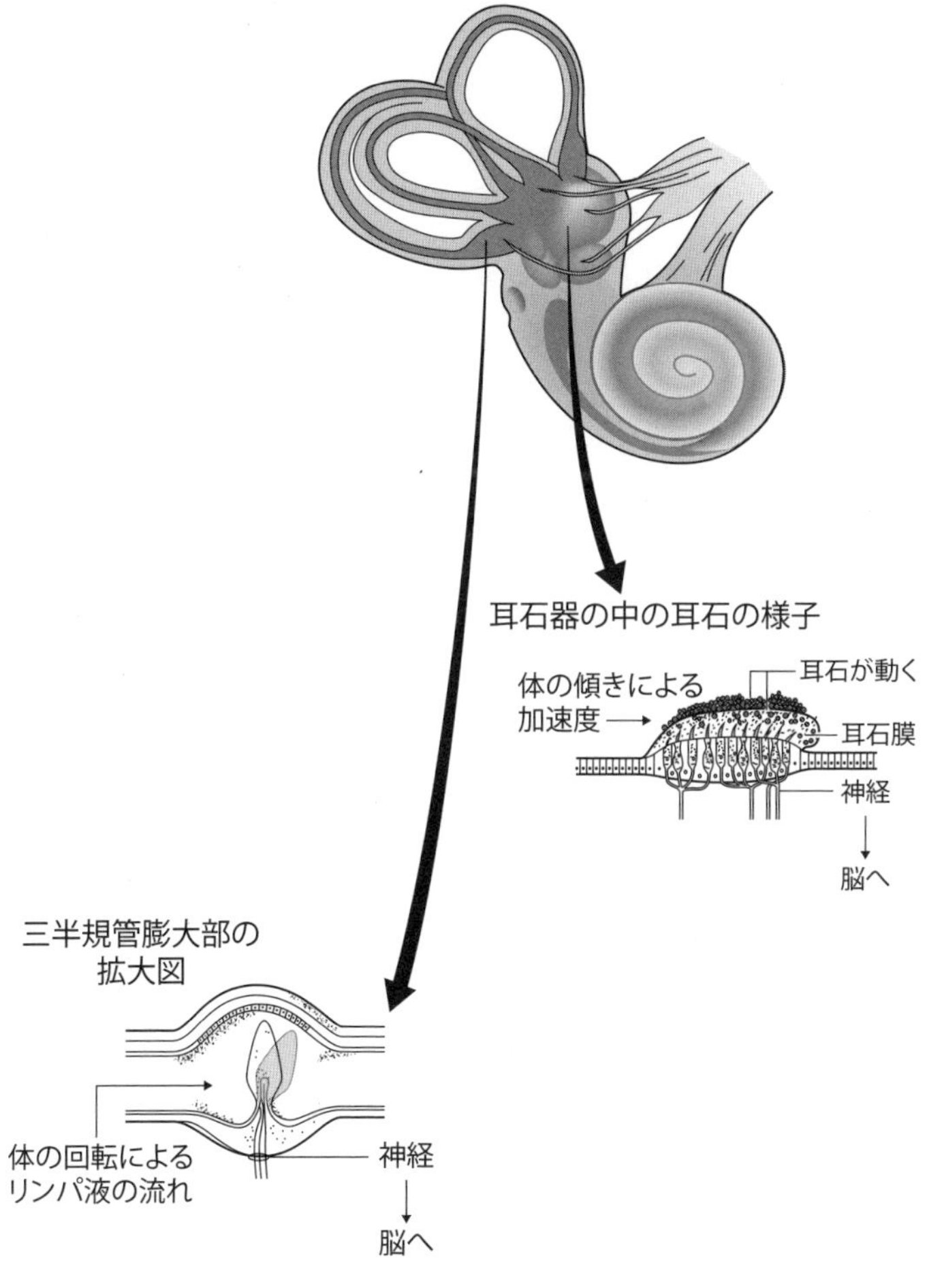

小脳はバランスをつかさどる「パイロット」

強いめまいを訴えて受診した患者さんが、時間の経過とともに「めまいがだんだん落ち着いてきた」ということがよくあります。めまいは、どうしてこのように軽減していくのでしょうか？　点滴が効いたのでしょうか？　あるいは、服薬が効いたのでしょうか？　もちろん、こうした薬の効果もありますが、もっと重要な働きが私たちの体にもともと備わっているからです。それが小脳における「中枢代償《ちゅうすうだいしょう》」という働きです。

前述したように、めまいとは、片側の前庭器の機能が低下することによってバランスが取れなくなった状態です。多くの場合、回転性のめまいと、眼振（意志とは無関係に眼球が動くこと）が現れます。

このように、片側の三半規管や耳石器の機能が低下し、平衡機能に異常が現れたという情報は、さっそく小脳に伝えられます。そうすると、小脳が左右の差を軽減するために働き始めるのです。この作用を「小脳の中枢代償」と呼びます。**つまり、小脳が平衡機能を補おうとする作用により、めまいの症状が落ち着いてくるというわけです。**

もっとわかりやすくお話ししましょう。めまいとは、たとえるなら、プロペラ飛行機の片方のプロペラが故障し、バランスがくずれた状態です。機体は傾き、迷走してしまいます。このような状態になったら、飛行機のパイロットは、がんばって機体を調整し、なんとかしてバランスを取り戻そうとするでしょう。そのパイロットの役割を担っているのが、小脳なのです。

パイロットは、どんなアクシデントも乗りきれるように、日ごろから訓練をしています。それと同様に、小脳もリハビリを行って鍛えることで、体のバランスを取り戻すための機能が強化されます。その結果、めまいを起こりにくくしたり、症状を軽減したりすることができるのです。

もう１つ大事なことがあります。私たちの体のバランスを取っているのは、耳だけではありません。めまぐるしく変わる映像を見ていてめまいがしたり、足もとが不安定なところを歩いていて頭がフラーッとしたり、という経験はありませんか？　このように、「目（視覚）」からの情報と、「足の裏（深部感覚刺激）」からの情報によっても、体の平衡機能は大きな影響を受けます。**耳の平衡機能に障害を受けても、目と足の裏という情報収集部位を鍛えることで、耳の障害をカバーすることができるのです。**

苦手なリハビリこそ積極的に行う

もう1つ、みなさんがよくご存じの例を挙げて、めまいのリハビリの効用を説明しましょう。

最近、日本のフィギュアスケート界はスター選手が続出し、冬季オリンピックの目玉種目になっています。みなさんも、選手の華麗《かれい》なる回転技をテレビなどで見たことがあるでしょう。ものすごい勢いで回転しているのに、選手たちは目を回してふらついたりせず、満面の笑顔で、すぐ次の演技に移ることができます。

なぜでしょうか。生まれつき？　いいえ、違います。彼女たちも、最初は目が回っていたはずです。スケート選手が回転後もふらつかないのは、回転したあとの眼振を急速に止められるシステムを、毎日の練習によって体得しているからです。何度も練習しているうちに、回転後の眼振が出にくくなってくるのです。この現象を「ＲＤ（response decline）現象」といいます。医学的には、小脳が目の動きを止める指令を出し、眼振を抑制しているためと考えられています。つまり、これも「小脳の中枢代償」です。

ここで大事なのは、「めまいがする」「ふらつく」という動作をくり返し行うことで、めまいが起こらなくなるということです。リハビリをやってみて、「めまいがぶり返したので、中止しました」という人がいますが、それは大きな間違いです。自分のめまいを誘発する動き、苦手な動きこそ、毎日行ってください。それが、あなたの弱っている部分だからです。

私が勧める「めまいのリハビリ」は、目と足の裏、そして耳（前庭器）を鍛えることで、「小脳の中枢代償作用」を最大限に生かし、めまいの改善と再発予防を目指すものです。いつまでも安静にして寝てばかりいては、めまいからは解放されません。それどころか、弱っている平衡機能がますます鈍り、めまいはどんどん悪化していきます。起き上がって、平衡訓練、すなわちリハビリを開始するべきなのです。めまいの原因となっている病気や障害は、薬で治すことができるものもあります。しかし、弱ってしまった平衡機能は、自分で鍛えて高めるしかありません。

もちろん、激しいめまい発作が起こっているときは、症状を悪化させたり、転倒などの事故につながったりするおそれがあるので、お勧めしません。必ず、医師の診断と治療を受け、急性期のめまいが治まってから、リハビリを開始しましょう。

一時的にめまいが悪化しても大丈夫

リハビリ（リハビリテーション）とは、日本語にすると、「機能回復訓練」です。足を骨折したときも、手術やギプスで骨をつなぎ、炎症をおさえる薬を飲んで安静にします。しかし、骨がつながって痛みが落ち着いたら、リハビリを始めます。なぜでしょうか？衰えた機能を回復して、再び歩けるようになるためです。最初は怖《こわ》くて、つらいでしょう。関節にも筋肉にも、痛みがぶり返すかもしれません。でも、歩けるようになるためには、越えなければいけない試練です。

めまいの場合も同様です。弱っている部分を自分で動かして、機能を回復するしかありません。一時的にめまいがぶり返しても心配はいりません。リハビリを続けてください。目安としては、激しいめまいが治まって座ることができるようになったら、リハビリを開始しましょう。

座れるようになったとはいえ、めまいやふらつきが残っている患者さんは、「体を動かすなんて、怖くてできない」とためらってしまうでしょう。しかも、具体的な訓練の指示がなかったり、逆に複雑で難しいリハビリだったり、特別な器具や場所が必要だったりすると、実行はますます困難になります。

そこで、私は「だれでも、どこでも、器具を用いず、お金もかからない」めまいのリハビリメニューを精選しました。それが、第2章でご紹介している一連のメソッドです。

私が指導しているリハビリには原型があります。1940年代に、「めまいリハビリの開発の父」と呼ばれるコーソン（イギリスの医師）とクーセイ（イギリスの理学療法士）が提唱した方法をもとに、私の恩師である徳増厚二《とくますこうじ》先生（北里大学医学部名誉教授）が「北里方式」を考案されました。それをベースに、私が改良を重ねたものを、患者さんに指導しているのです。

通常は、私が診察した患者さんに直接リハビリを指導しています。つまり、患者さんの治療経過や体調などを把握《はあく》したうえで、「リハビリを開始してもいい」と判断したかたに、リハビリを勧めているのです。ですから、本書を読んでくださっているみなさんも、リハビリを始める前に必ず医師の診察を受け、「体を動かしていい」という許可を得てください。めまいには重篤な病気が隠れている場合もあるので、自己判断はいけません。骨折しているかもしれないのに筋肉トレーニングを始めるようなもので、非常に危険です。

第2章では、いよいよリハビリの実践に移ります。私が厳選した8つのリハビリが、どのように体に作用し、どのようにめまいを改善していくのかを解説していきます。リハビリには、それぞれ理由があります。それをしっかり理解したうえで始めてください。

わかりやすいイラストで、やり方を解説していますので、すぐに実践できるでしょう。8種類しかありませんから、ぜひ全種類行ってください。

第2章

めまいのリハビリ実践編

リハビリで8000人のめまいが改善した

めまいのリハビリには、目を動かすもの、頭を動かすもの、足踏みするもの、寝ながら行うものなど、いろいろなメニューがあります。どれも、単純な動きなので、「これで本当にめまいがよくなるの?」と思う人もいるかもしれません。

でも、ご安心ください。あなたのめまいは、よくなります。

私は１９９６年から、めまいのリハビリを病院で実施してきました。現在までに私が指導しためまいの患者さんは、のべ８０００人以上になっており、みなさん個人差はあるものの、症状が改善しています。本書の第3章では、私の患者さんに体験を語っていただいています。のちほど、ぜひ読んでください。勇気と希望がわいてくると思います。

本書で紹介するリハビリのメニューは全部で8種類あります。先に触れましたが、ベースとなっているのは、徳増《とくます》厚二《こうじ》先生（北里大学医学部名誉教授）が考案された「北里方式」です。そこに、私独自のリハビリを追加してきました。

たとえば、「ハーフターン」というリハビリは、ある偶然から生まれました。

めまいの患者さんたちは、らせん階段やエスカレーターなどのように、体を左右に回転させながら上下の動きが加わると、クラーッとすることがあります。

こうしためまいに対して、私は、フィギュアスケート選手が行う回転運動が効果的であることがわかっていました。しかし、めまいのある患者さんには負担が大きすぎます。めまいを持つ患者さんが、簡単かつ安全にできる回転運動はないものかと、ずっと探していたのです。

そんなとき、休暇中に妻と2人で、1泊2日の船旅に出る機会がありました。その船上では、社交ダンスの初心者入門クラスが開かれており、時間を持て余していた私は参加してみることにしたのです。

そこで習ったマンボ（ラテンダンスの一種）の基本ステップの中で、ハーフターンという足運びに出合いました。片足を軸にして、体をクルッと半回転させるのです。「これだ！」とひらめいた私は、社交ダンスの先生にハーフターンの動きをビデオ撮影させていただき、これを病院でのリハビリに組み込みました。妻からは、「休暇中まで仕事のことばかり」とあきれられましたが、こればかりは性分なのでしかたありません。

ハーフターンを患者さんにやってもらったところ、不安感や負担は少なく、安全に行えることがわかりました。そして、効果も絶大だったのです。

効果的なリハビリのコツ

リハビリは、朝起きたときと、夕方から夜にかけての時間帯の1日2回、必ず行うようにしましょう。なぜかというと、めまいは明け方と、体が疲れてくる夕方から夜中にかけて、起こることが多いからです。もちろん、そのほかに自分がめまいを起こしやすい時間帯があれば、その時間帯にも行ってください。

くり返しリハビリを行うことで、訓練したことが小脳《しょうのう》に学習記憶され、平衡機能《へいこうきのう》（バランス機能）が回復します。その結果、めまいやふらつきが改善されるのです。

第1章でお話しした、片翼が故障したプロペラ機のパイロットの話を覚えていますか？めまいのリハビリは、パイロットの訓練です。どんなに優秀なパイロットでも、フライトを休み続けると、腕が落ちてしまいます。リハビリも同じです。毎日少しずつ、短時間でもいいので、必ず続けてください。継続こそが、めまいの改善につながります。

めまいに悩む患者さんの多くは中高年、特に高齢者のかたが多くなっています。そうした患者さんは、おそらくリハビリのメニューを覚えるだけで、ひと苦労でしょう。そこで、覚え方のコツをお教えします。リハビリには1つずつ名前がついています。その名前を、口に出していってから、リハビリを行うのです。自分で声を出して、それを聞くことで、自然とリハビリの名前と動作が身についてきます。

実は、「声を出す」ということ自体にも効果があるのです。

めまいに悩む患者さんは、気分が落ち込みがちで、みなさん下を向いてボソボソと小さな声で話します。実際、私の患者さんに心理テストを行うと、大多数の人に「不安傾向」が見られるのです。大きな声を出すことで、「気分が上向く」「気持ちが大らかになる」といった感想が聞かれます。ですから、リハビリ動作を行うときは、必ず「いーち、にー、さーん、しー」と、大きな声で回数を数えるようにしましょう。

本書で紹介するリハビリは、全部で8種類です。まずは、8種類をひととおりやってみてください。1度にやる必要はありません。何日かに分けてけっこうです。8種類のうち、比較的簡単にできるものと、なかなか上手にできないものがあると思います。もしくは、「これをやると、めまいがする」「この動作は気持ち悪い」というものがあるでしょう。それをチェックしてください。

基本的には、8種類を全部行っていただくのが理想です。それが難しければ、少なくとも、①「速い横」、②「ゆっくり横」、③「振り返る」は、確実にやっていただきたいと思います。これだけは最低限、毎日行ってください。この3つのやり方のイラストは、ポスターにして本書の巻頭につけてあります。切り取って、見やすいところに貼《は》っておきましょう。ただし、首に痛みや障害のある人は、「振り返る」を除く2つを行ってください。「振り返る」は、首の悪い人には負担が大きいので、控えたほうがいいのです。

それに、先ほどチェックした「上手にできない（苦手な）リハビリ」をプラスしてください。最初は上手にできなくても、もしくは気持ちが悪くなっても、毎日続けることで、すんなりできるようになります。がんばりましょう。

各リハビリには、「どのような状況でのめまいが改善するか」という例を挙げておきました。たとえば、「車が猛スピードで目の前を通り過ぎると、めまいがする」という場合、目を左右に素速く動かす動作がめまいを誘発しているということです。めまいを起こす状況やきっかけは、人によってさまざまです。第2章の最後、67ページと68ページに、日常生活の中でめまいが起こる場面と、それに有効なリハビリを対応させた「索引《さくいん》」をつけておきます。「顔を洗う姿勢でめまいがする」→リハビリの「上下」といった具合に、めまいが起こる状況から、それに効果を現すリハビリがわかるようになっています。ご自身のリハビリメニューを作る際の参考にしてください。

リハビリを行う際の注意点

めまいのリハビリは、目、耳、足の裏から有効な刺激を加え、小脳を鍛えることで、めまいの改善を図ります。ですから、基本的には末梢性《まつしようせい》めまい（耳の障害が原因のめまい）でも、中枢性《ちゆうすうせい》めまい（脳の障害が原因のめまい）でも、その他のめまいやバランス障害でも、効果が期待できます。実際、私の患者さんの中には、脳卒中《のうそつちゆう》（脳の血管が切れたり詰まったりする病気）の後遺症によるめまいやふらつきが、このリハビリで改善した例があります。

ただし、病気によっては運動を控えなければならないケースや、長期の治療が必要な場合もあります。特に脳の病気をしたかたは、病後の過ごし方に制約がある場合も少なくありません。リハビリを始める前には、必ず医師の診察と必要な治療を受けたうえで、「体を動かしてもいいですよ」という許可をもらってください。

そのうえでリハビリを始めても、クラッとしたり、めまいやふらつきが起こったりすることがあります。特に、良性発作性頭位《りょうせいほっさせいとうい》めまい症《しょう》の場合は、のちほど詳しく説明しますが、リハビリの初期に症状が増悪《ぞうあく》する傾向があります。しかし、これはリハビリ期には避けて通れない「筋肉痛」のようなものです。これを乗り越えることで、めまいを克服することができます。軽い症状のぶり返し程度なら、がんばってリハビリを続けましょう。

嘔吐《おうと》するような激しいめまいが起こった場合や、それまで経験しなかった症状が現れた場合、頭痛やしびれが出た場合は、医師の診察を受けてください。

「筋肉痛」といえば、それまで寝たきりだった人が突然腕を上げたり、首を回したりすることで、本当の筋肉痛になることがあります。リハビリを始める前に、肩や首を回したり、すじを伸ばしておいたりしておくといいでしょう。筋肉痛になったら、お風呂でマッサージをしたり、湿布を貼ったりすればいいのです。そして、筋肉痛があってもリハビリは毎日続けてください。

リハビリメニューは、いずれも小脳のバランス調整機能を高める効果があります。さらに、リハビリごとに「目を鍛える」「耳を鍛える」「足の裏を鍛える」と目的が分かれています。次のページから始まるリハビリのイラスト解説に、鍛える部位のマークをつけてあります。目を鍛えるリハビリには、耳を鍛えるリハビリには、足の裏を鍛えるリハビリにはです。「私は今、〇〇を鍛える運動をしているのだ。ここが強くなれば、めまいは改善する」と意識しながらリハビリを行うと、より効果がアップします。

それでは、いよいよリハビリのスタートです。やり方だけでなく、リハビリの意味や効果についても解説していますから、しっかり読みましょう。声を出して数えるのも、忘れないでください。

①「速い横」

目標物を追って素速く眼球を動かすリハビリです。医学の専門用語で「サッケード」といいます。急に視線を左右に変えたときに、めまいが起こる人に有効です

例　ネコがパッと飛び出したり、本などの文字を目で追ったりすると、めまいが起こる

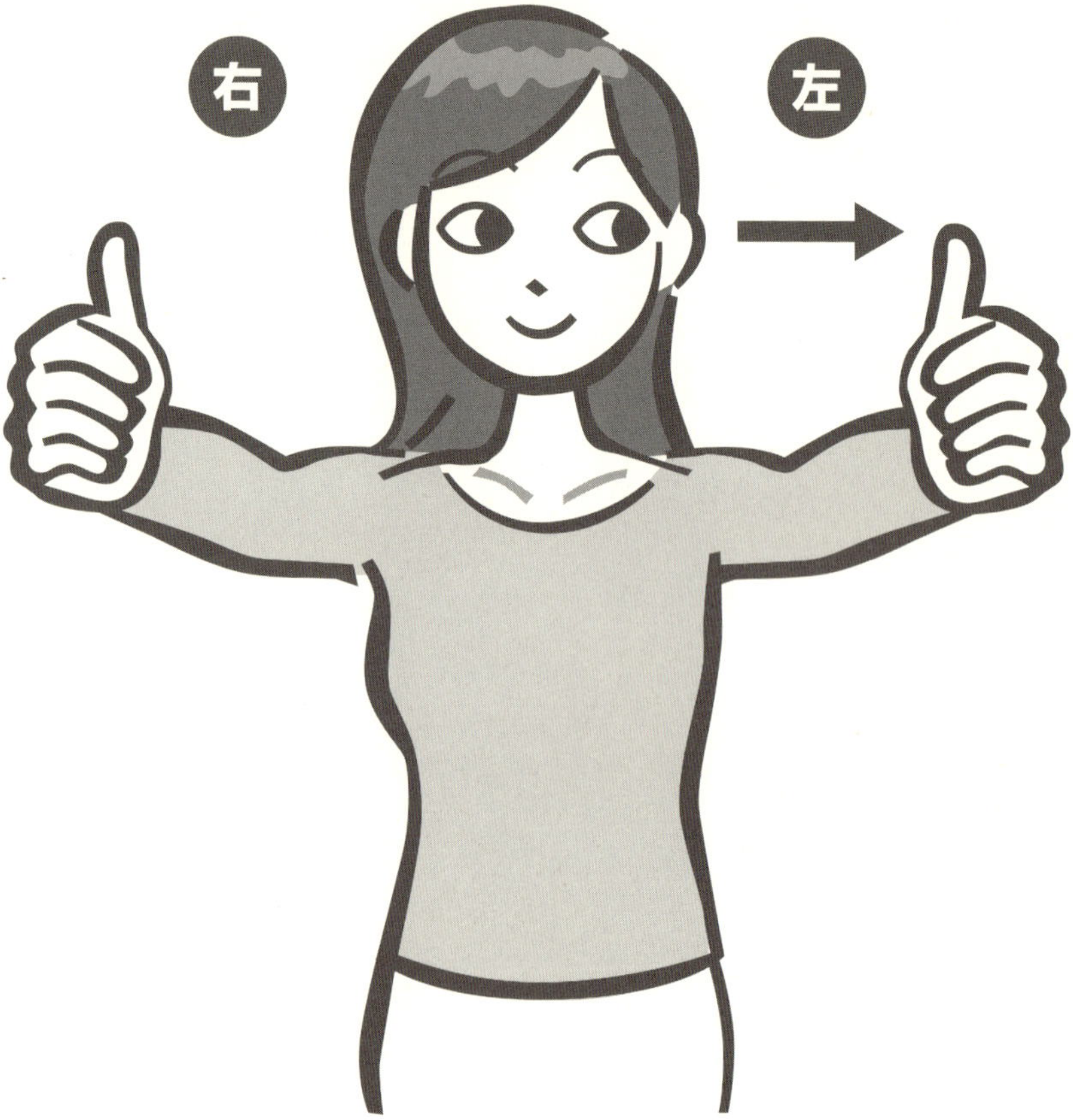

①肩幅より広めに両手を開き、両腕を肩の高さに伸ばした状態で、親指を上に立てます

②頭を動かさず、目だけで左右の親指の爪《つめ》を交互に見ます。できるだけ視線を速く動かすようにがんばりましょう。「いち、に、さん、し」と声に出して数えながら、20回（10往復）行います。眼球をしっかり動かすように意識してください

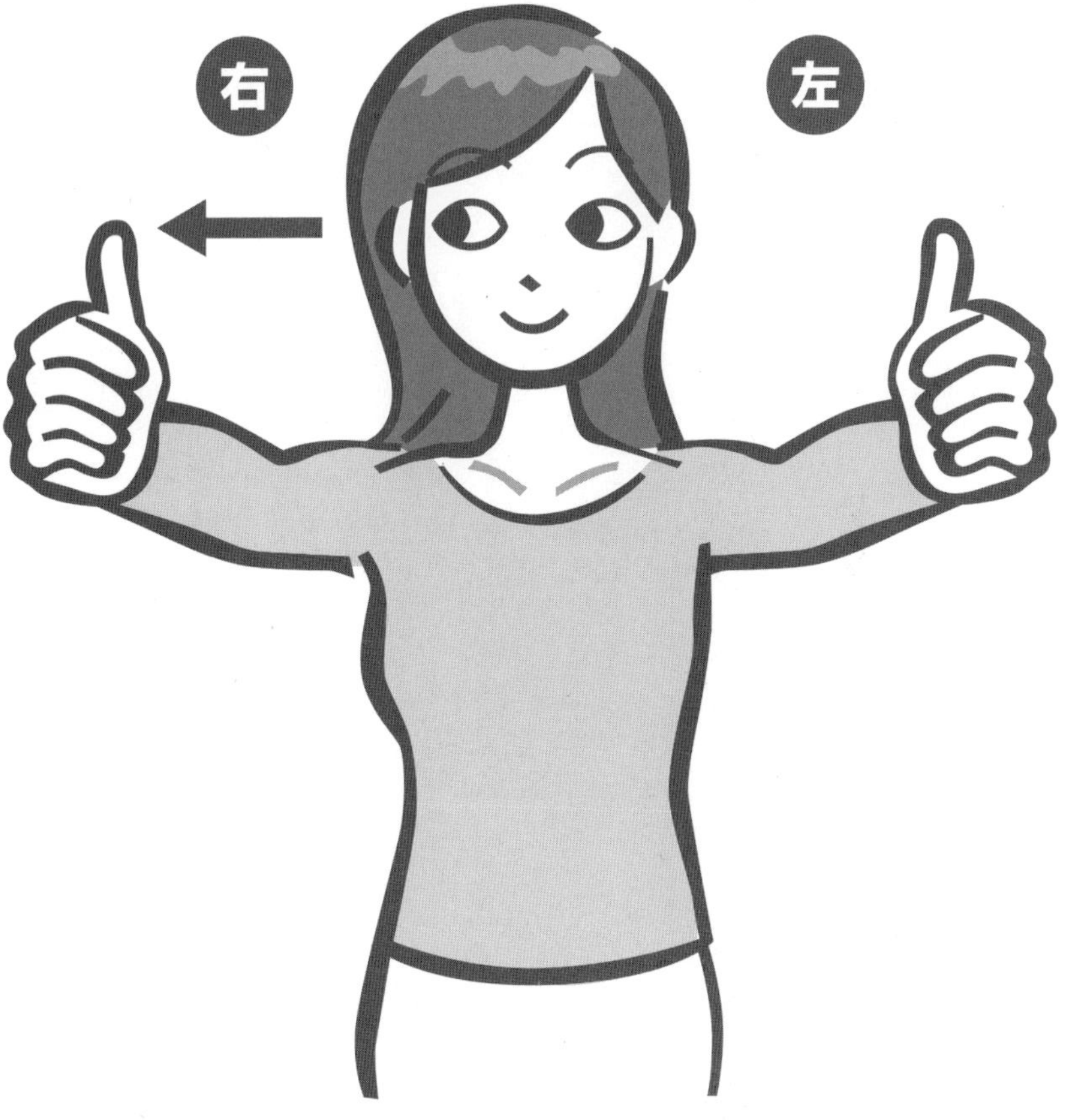

②「ゆっくり横」

眼球をゆっくりと動かすリハビリです。医学の専門用語では「スムーズパーシュート」といいます。この運動は、特に小脳を使います。小脳梗塞《しようのうこうそく》（小脳の血管が詰まる病気）になると、この動きが妨げられることがわかっています。左右にゆっくり物が動くのを見ると、めまいが起こる人に有効です

例　電光掲示板の流れる文字を見ると、めまいがする

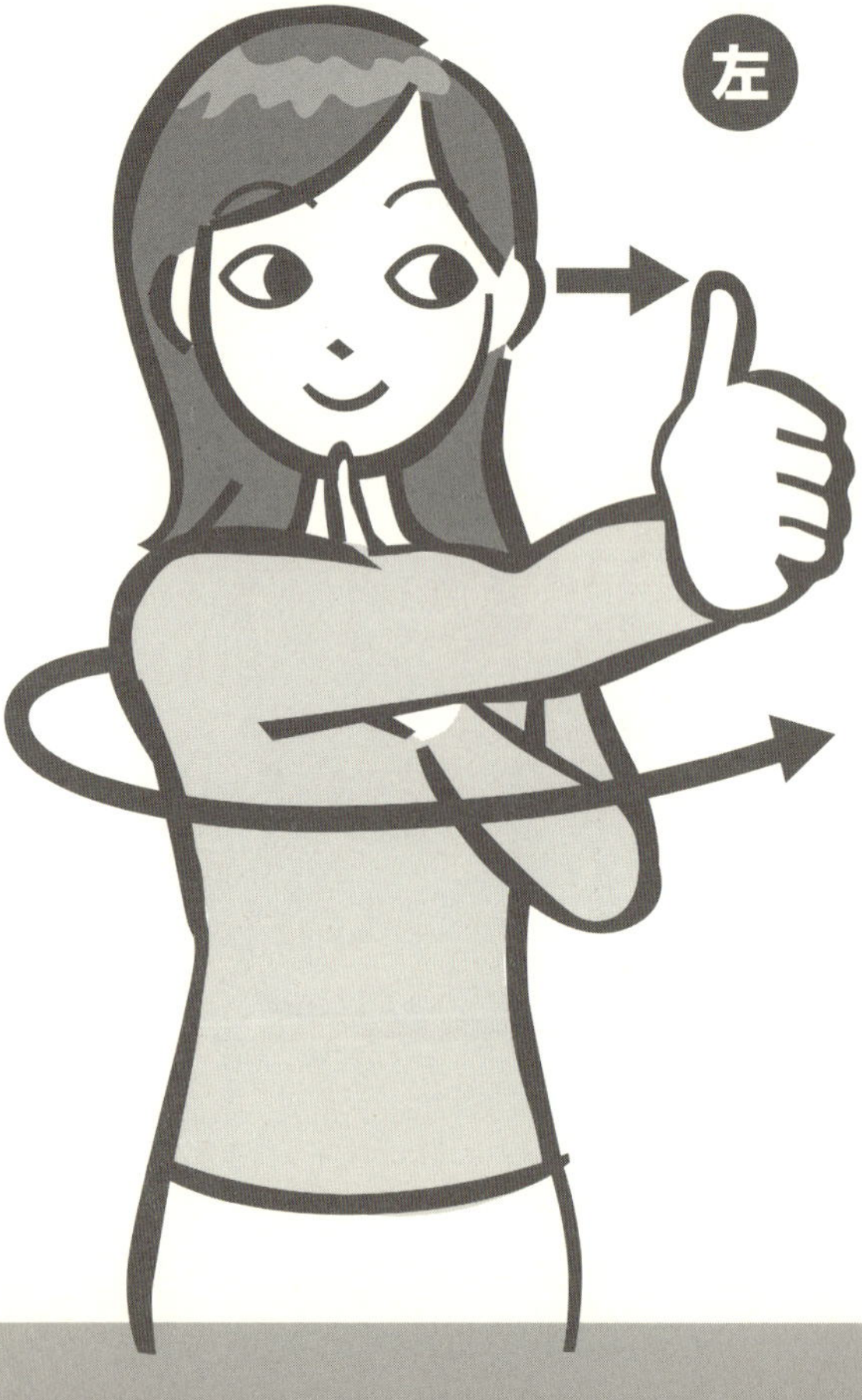

①右腕を肩の高さで前方に伸ばし、親指を上に立てます

②左手の人差し指をあごに当て、頭を動かさないようにします。その状態で、右手の親指を左右にゆっくりと動かし、それを目で追うのです。「いーち、にー、さーん、しー」と声に出して数えながら、20回(10往復)行いましょう。右手を動かす範囲は、「目線が外れないぎりぎりのところ」が目安です

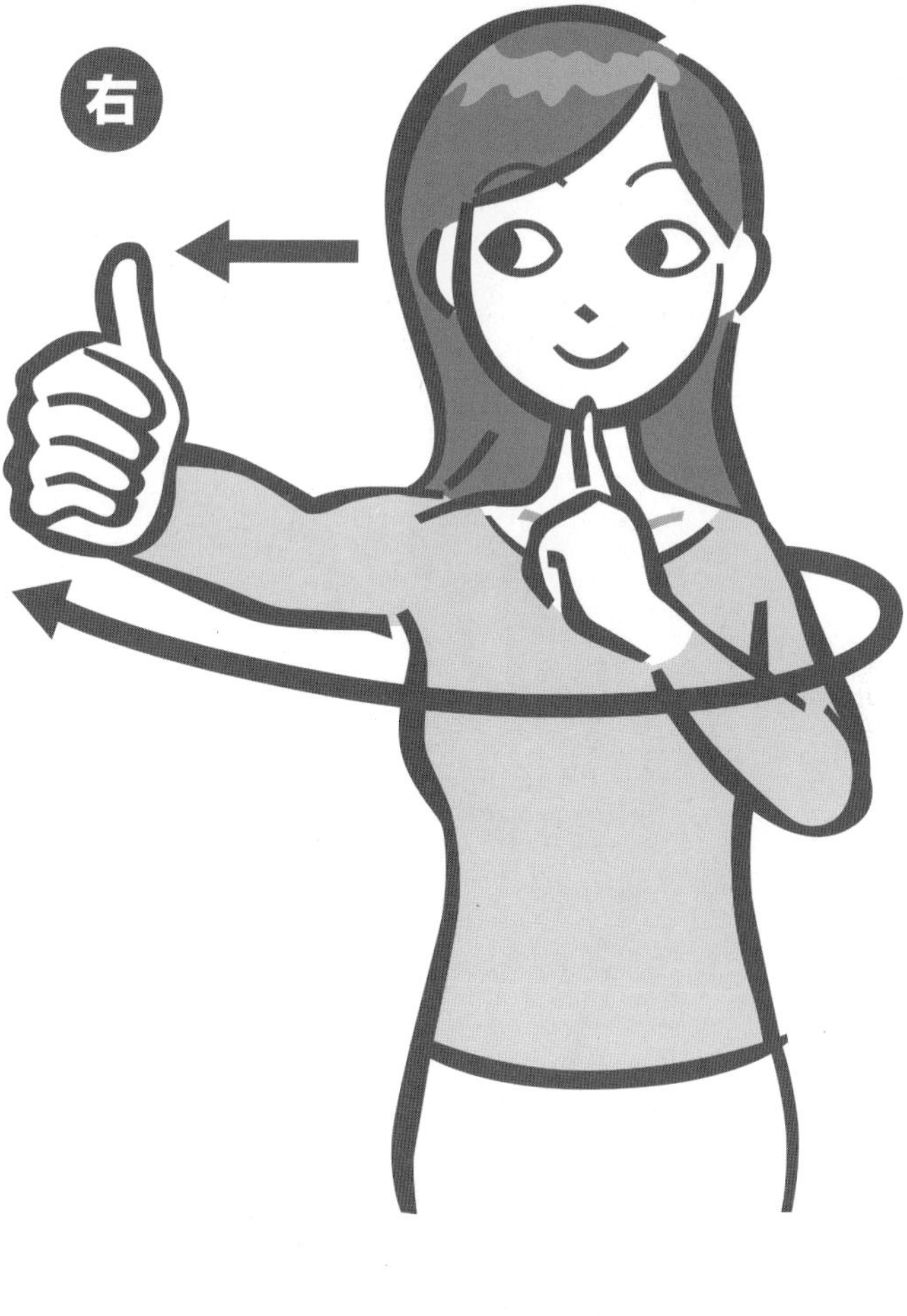

③「振り返る」

三半規管《さんはんきかん》と目は、脳を介《かい》して神経でつながっています。これを「前庭眼反射《ぜんていがんはんしゃ》」といいます。このリハビリは、前庭眼反射を使って三半規管の左右差を改善する、最も有効な運動です。振り返る動作でめまいが起こる人に有効です

例 車庫入れしようとして後ろを見ると、めまいがする

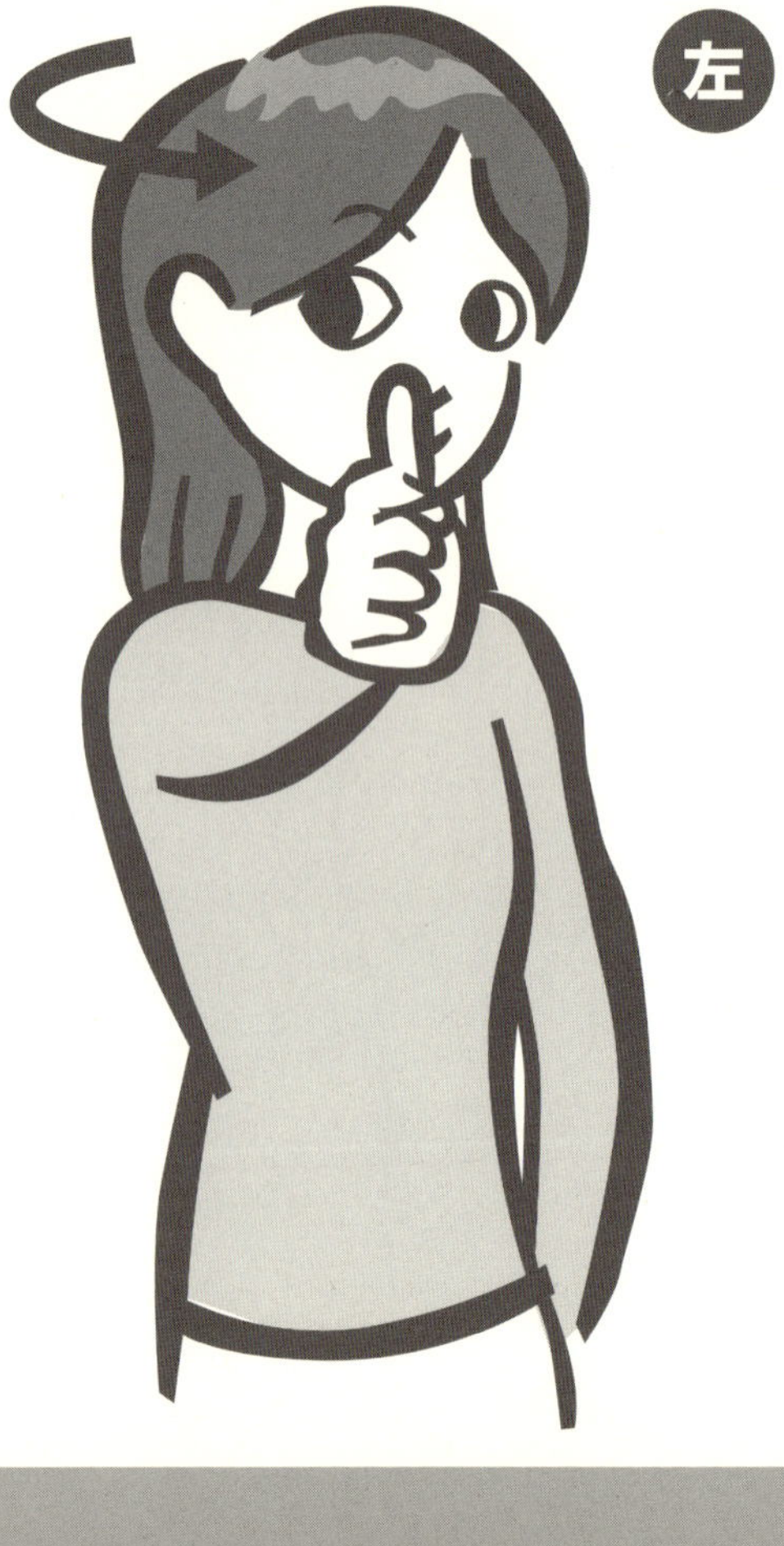

①右腕を体の正面に伸ばし、親指を上に立てます

②目線を親指の爪に固定したまま、後ろを振り返るように、頭を左右に回しましょう。頭を動かす範囲は、「目線が外れないぎりぎりのところ」が目安です。腕を動かさないように注意しましょう。「いち、に、さん、し」と声に出して数えながら、20回(10往復)行います

＊首に痛みや障害のある人は、行わないでください

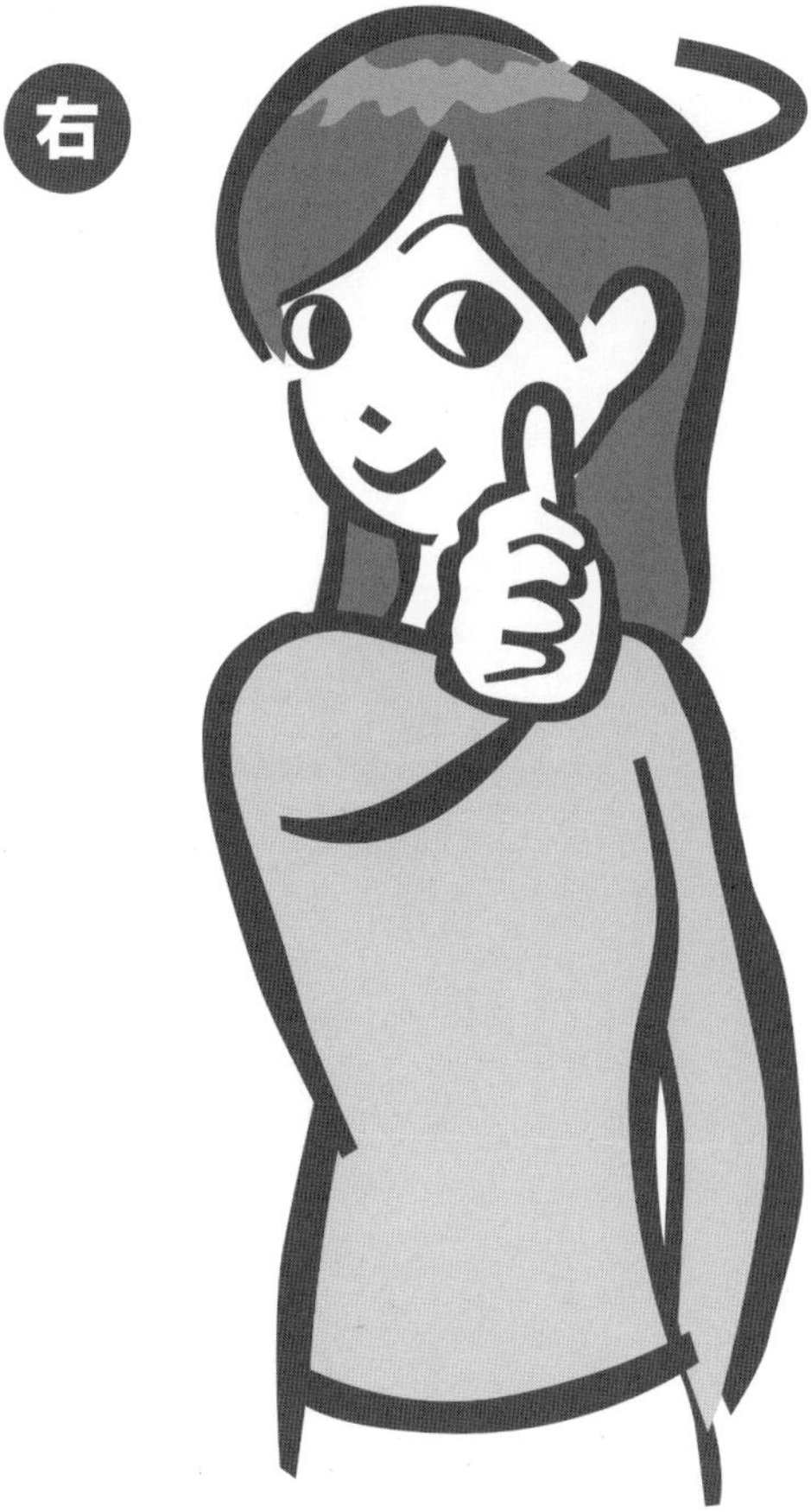

④「上下」

上や下を向くと起こるめまいに有効です

例 「顔を洗う」「靴のひもを結ぶ」「掃除機をかける」「洗濯物を干す」「目薬をさす」「うがいをする」などの動作でめまいが起こる

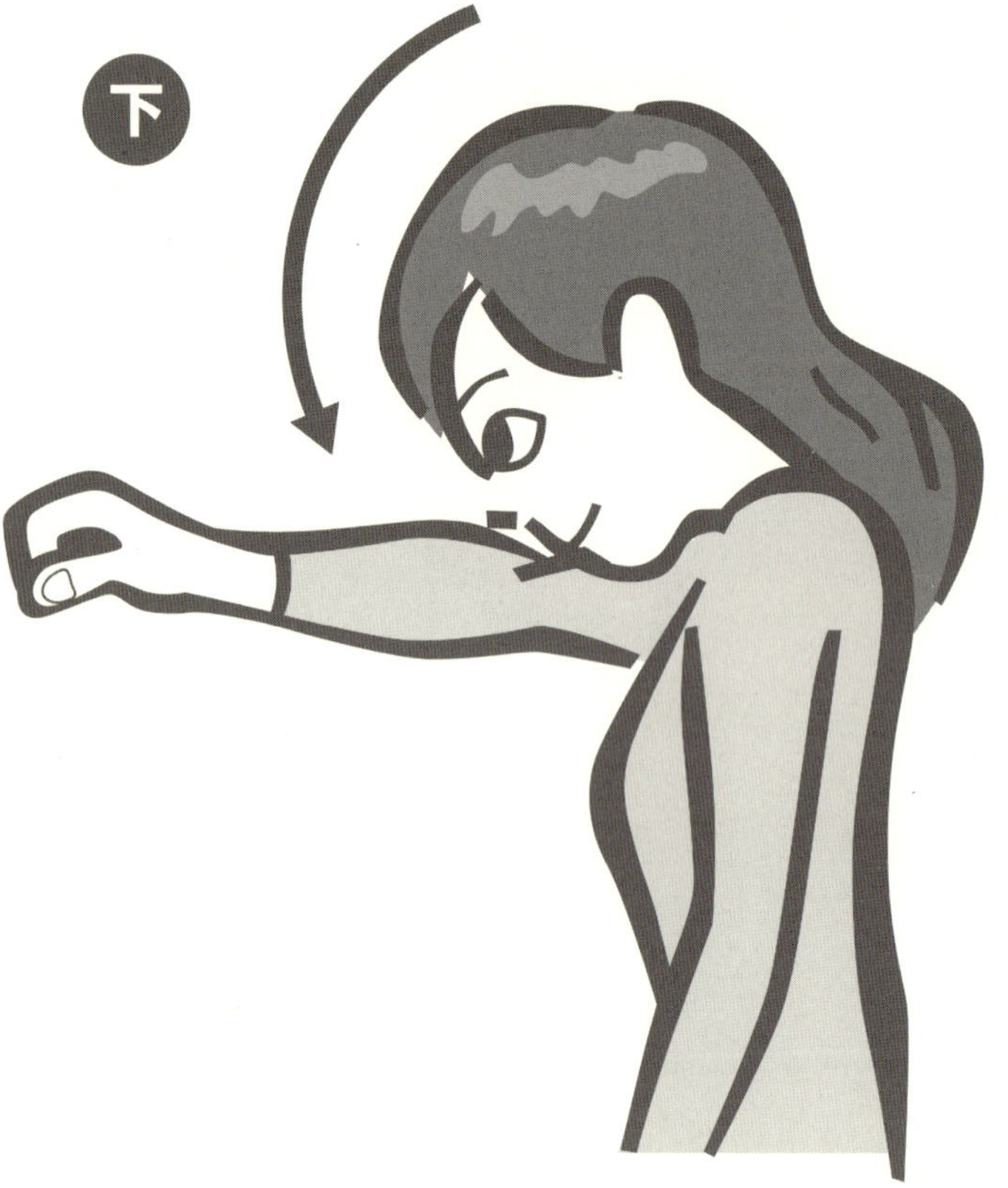

①右腕を肩の高さで前に伸ばし、親指を立てて左へ向けます

②親指を見つめたまま、目線を外さず、頭を上下に動かします。頭を動かす範囲は、「目線が外れないぎりぎりのところ」が目安です。腕を動かさないように注意しましょう。「いち、に、さん、し」と声に出して数えながら、20回(10往復)行います

＊首に痛みや障害のある人は、痛みの出ない範囲でゆっくり行ってください

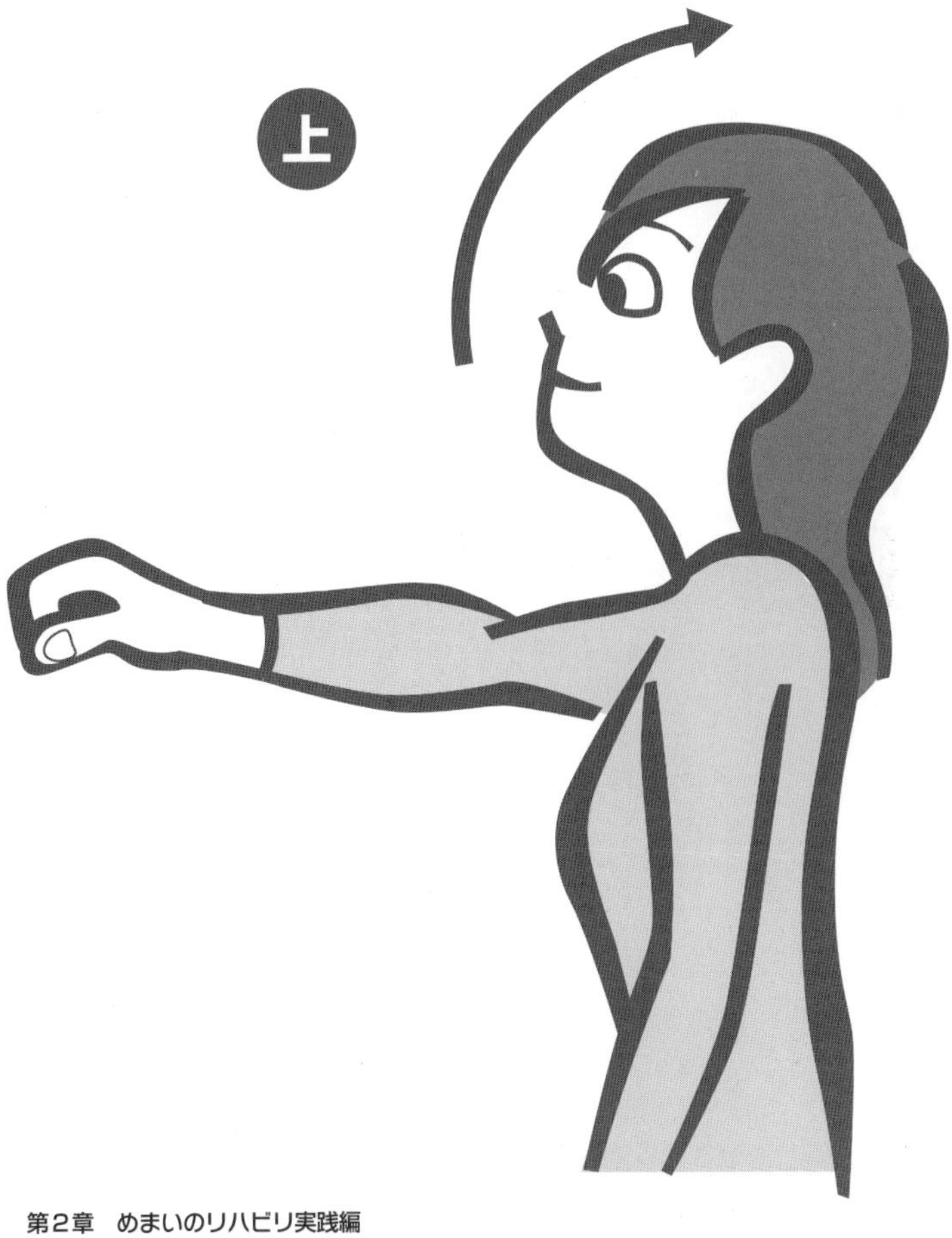

⑤「足踏み」

「ふらふらするめまい」や「体のふらつき」に有効なリハビリです

例　まっすぐ歩けない
体が左右に曲がって人
によくぶつかる

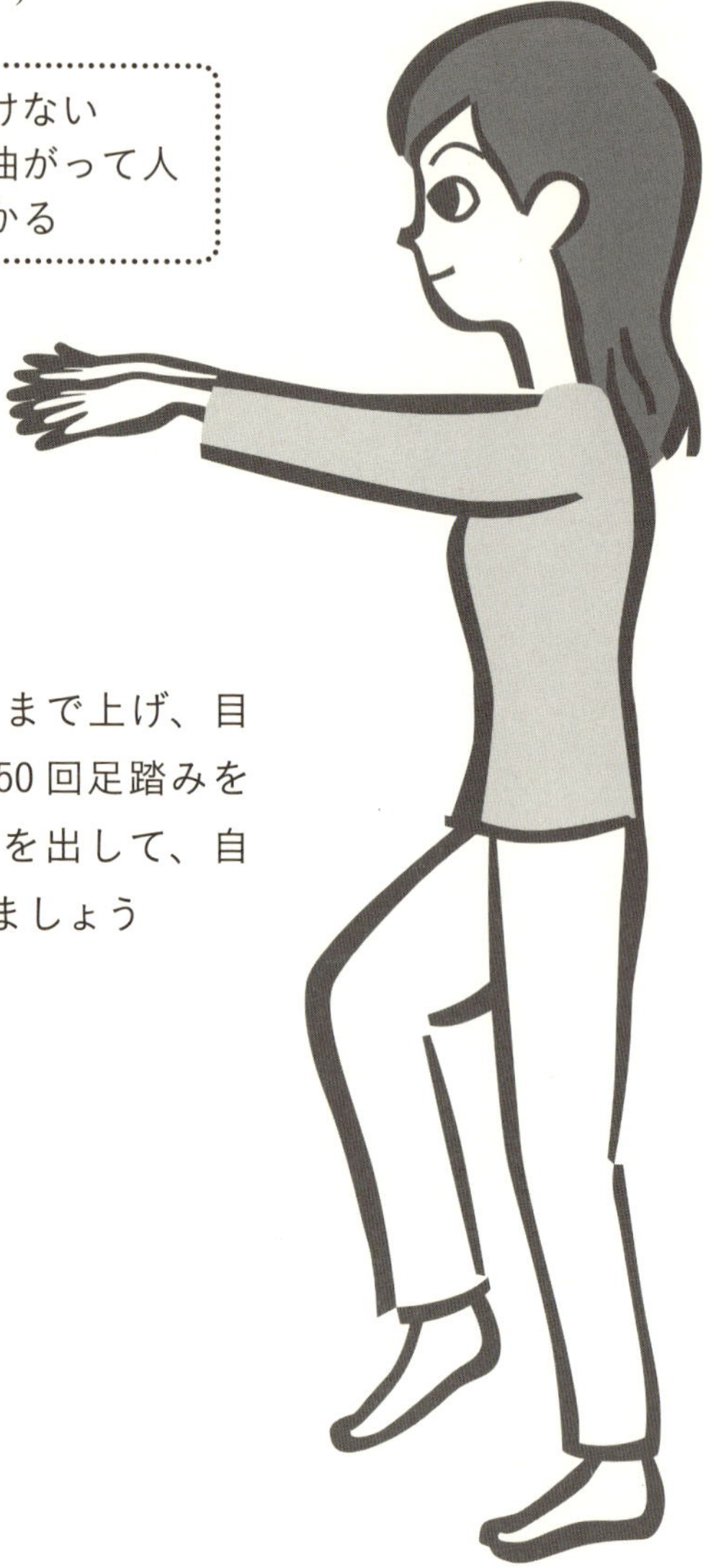

①両手を肩の高さまで上げ、目を開けたまま、50回足踏みをします。必ず声を出して、自分で回数を数えましょう

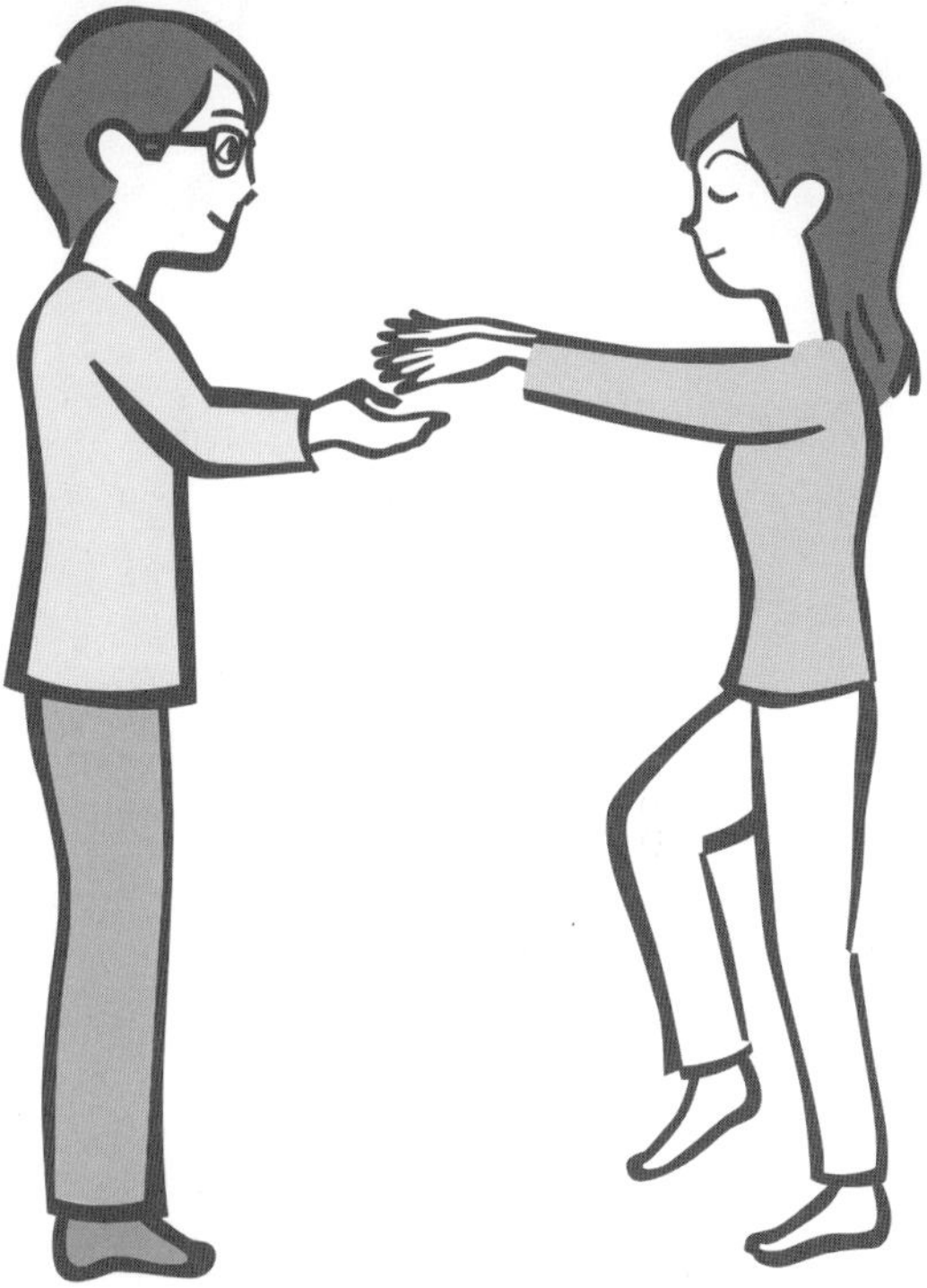

②目を開けたままの足踏みがスムーズにできるようになったら、今度は目を閉じて同様に50回足踏みをします。その際は、必ず家族などにつき添ってもらってください。最初は、軽く手を取ってもらうといいでしょう。慣れたら、手を離してもらってください

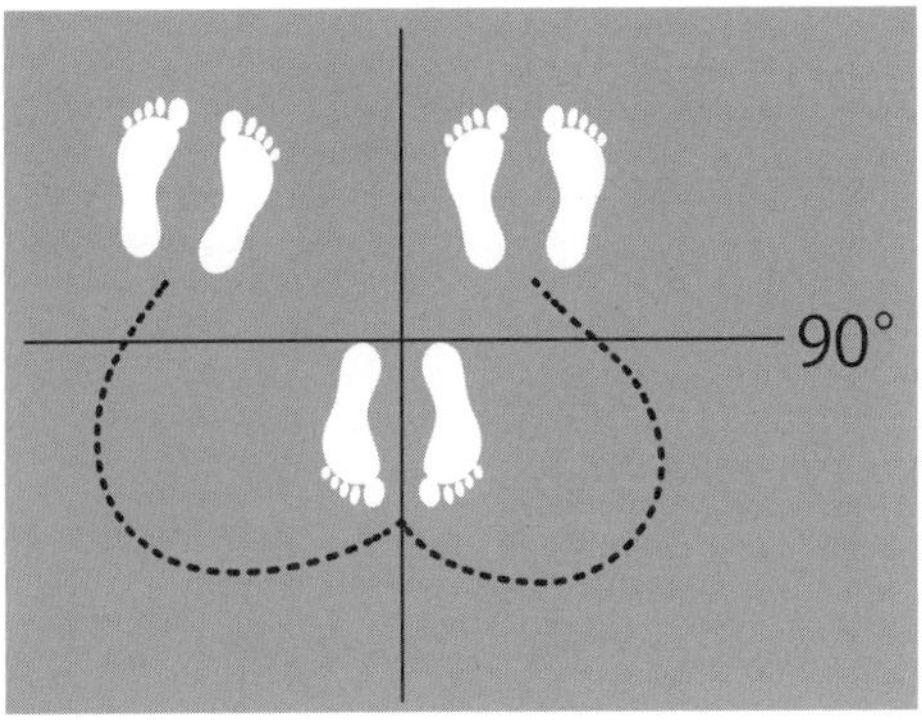

③足踏みを終えたら、体の向きが左右いずれかに曲がっていないか確認します。90度以上曲がっていたら、平衡機能の左右差が大きいと考えられます。そういう日は、遠出や車の運転を控えましょう

⑥「片足立ち」

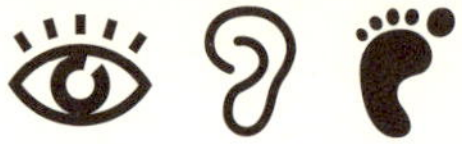

片足で立ったときに起こるふらつきに有効です

例

階段の上り下りでふらつく
人ごみを歩くときにふらつく
やわらかいスポンジの上を歩いているように
フワフワする

＊必ず壁やテーブル、手すりなどに手をついて行いましょう。目を開けたまま、片方の足を床から10センチほど上げ、「いち、に、さん、し、ご」と声を出して数え、30秒間保持してください。反対の足も同様に行います。ふらついたら無理をせず、床に足をついてください

＊30秒ができるようになったら、徐々に時間をふやし、60秒間を目標にしましょう

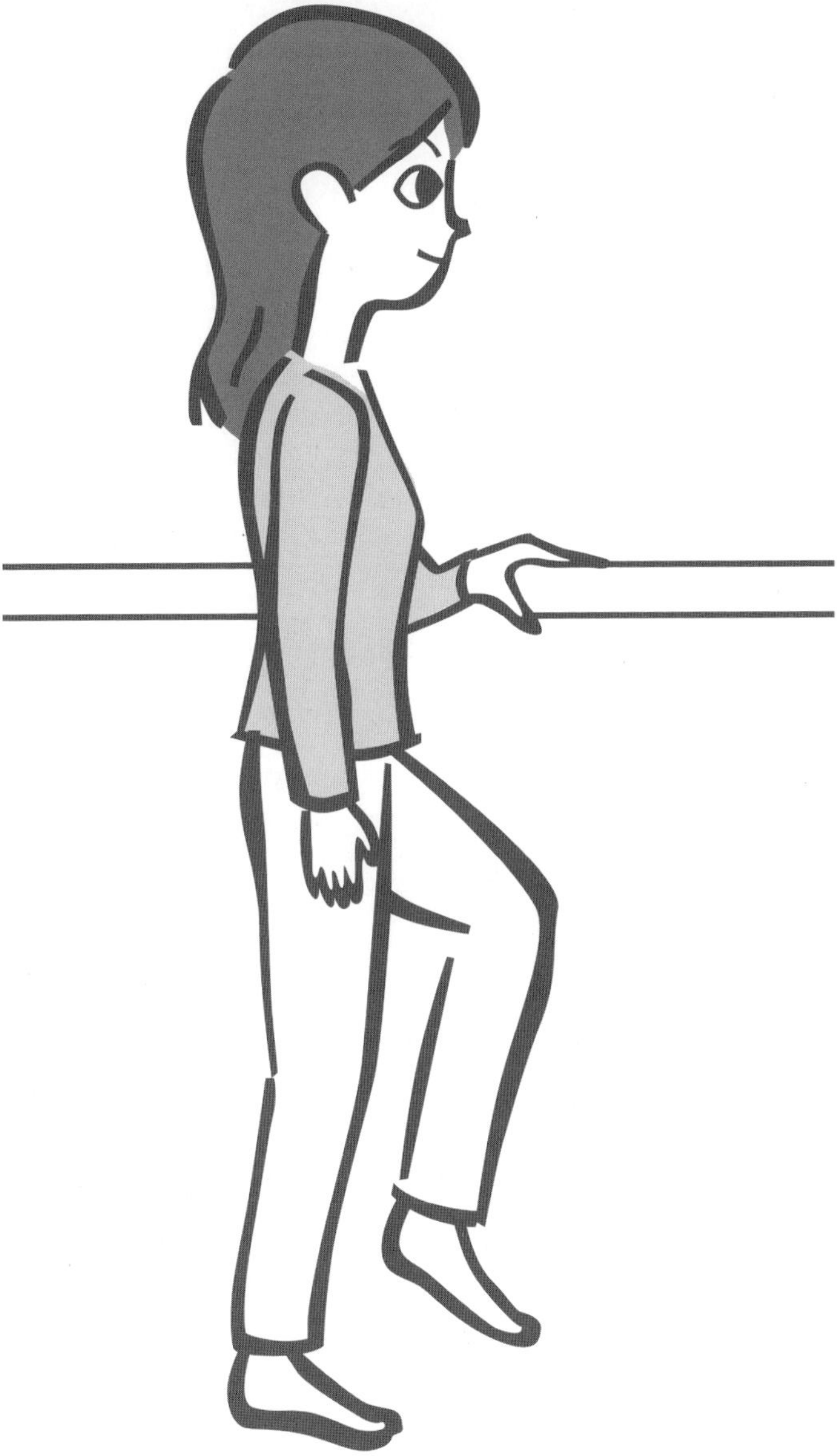

⑦「ハーフターン」

体の方向を変えるときに起こるめまいに有効です

例　エスカレーターやらせん階段を上り下りすると、
フラーッとする

右ハーフターン

①左足を前に出し、クルッと右回りに 180 度回転します
②左足を前に出して、右足にそろえます。小学校のころにやった「回れ右」です。これを３回連続で行いましょう

左ハーフターン

①右足を前に出し、クルッと左回りに 180 度回転します
②右足を前に出して、左足にそろえます。これを３回連続で行ってください

＊右と左、どちらが苦手ですか？　ふらつきやすいほう、めまいが起こりやすいほうを、重点的に練習してください

右ハーフターン

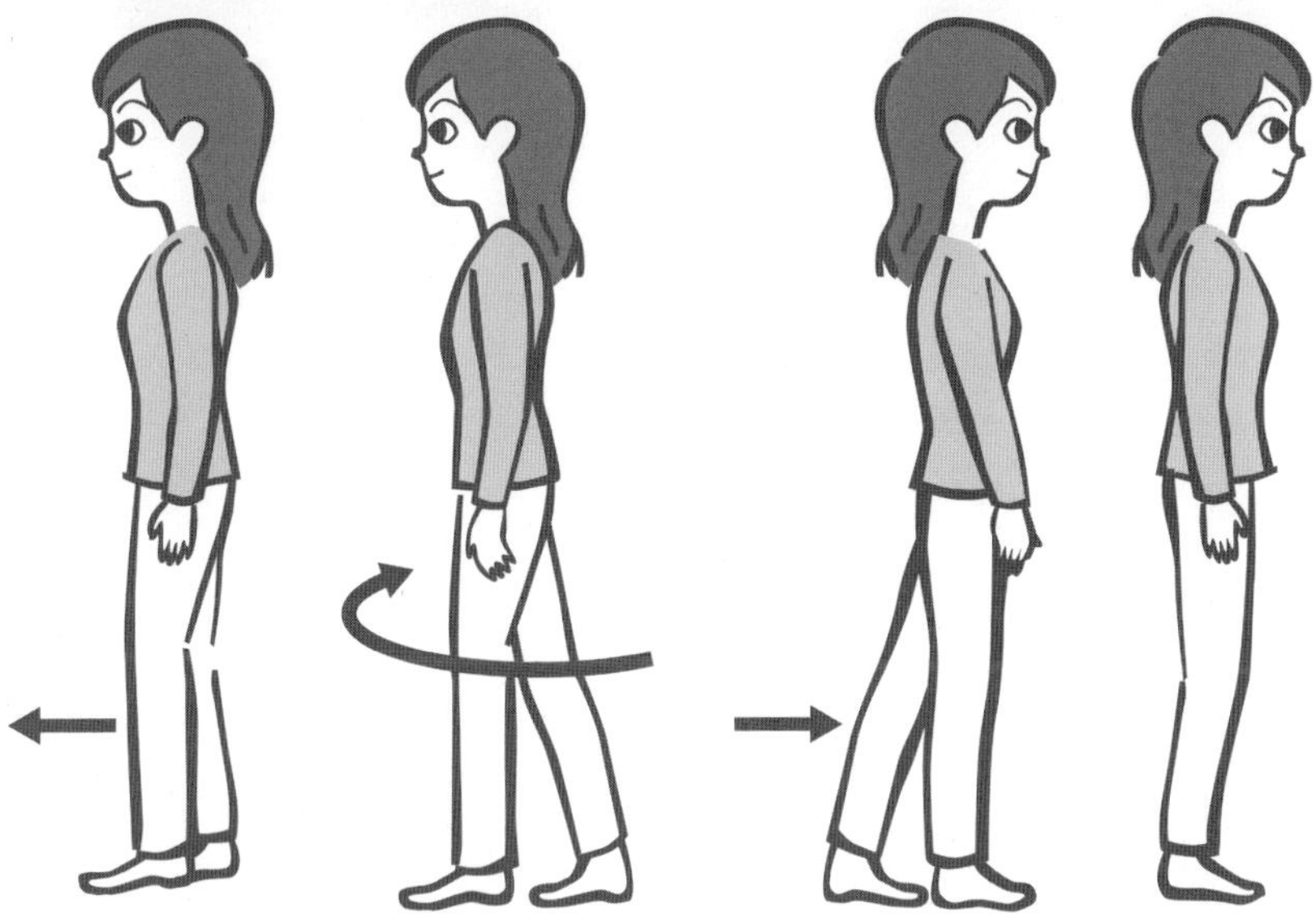

左ハーフターン

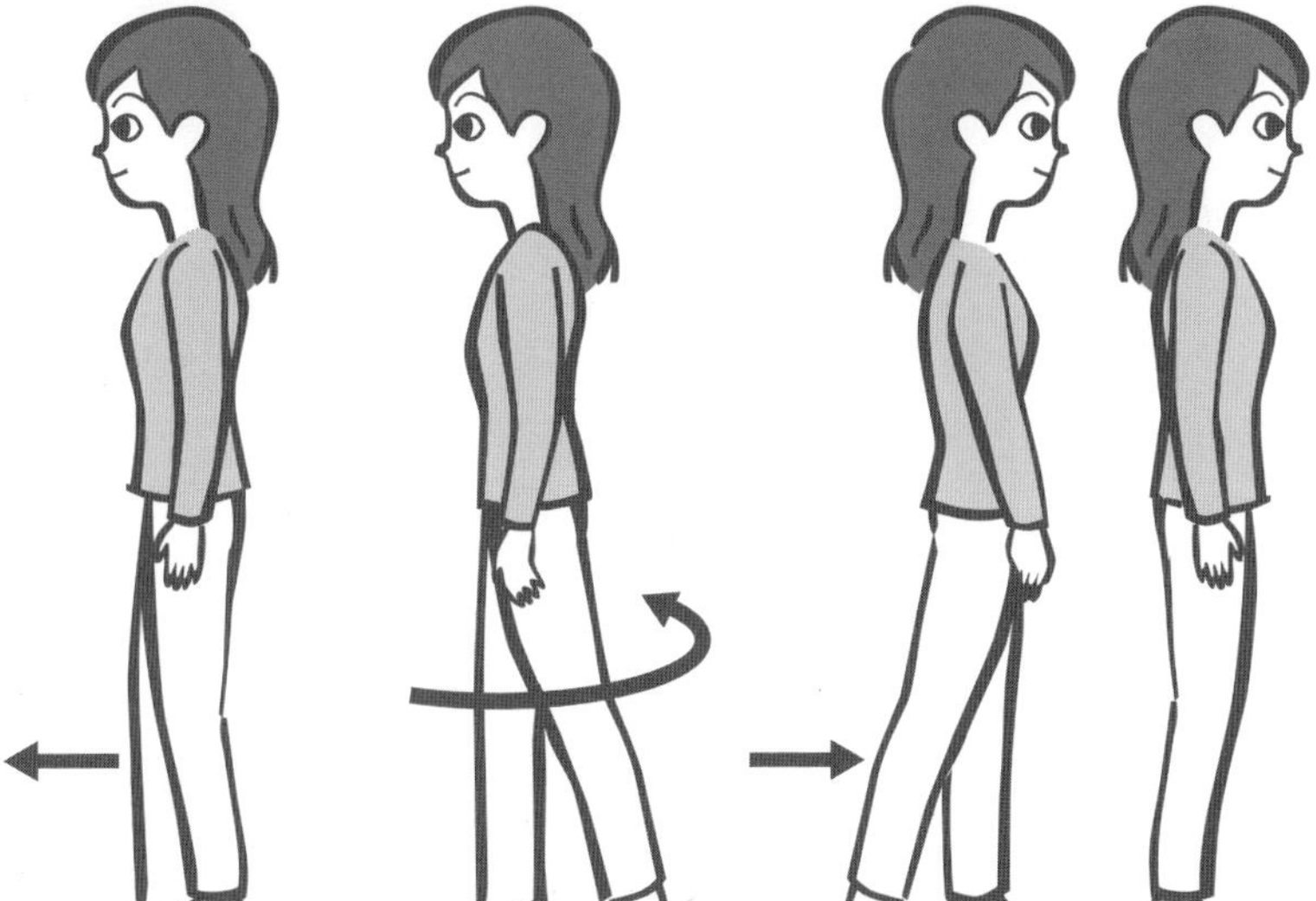

⑧「寝返り」

➡腰が痛い人は64ページへ　➡首が痛い人は65ページへ

寝た状態で頭を動かすと起こるめまいに有効です。必ず、目を開けて行いましょう

例　寝返りを打つとめまいがする

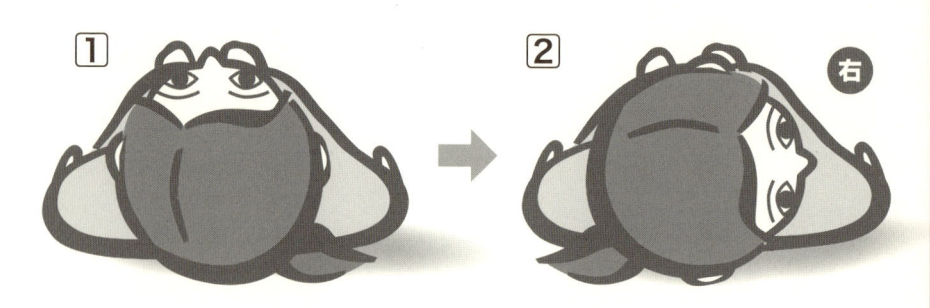

1

2

あおむけに寝た姿勢から、顔だけを右に向け、
声に出してゆっくり10まで数えます

3

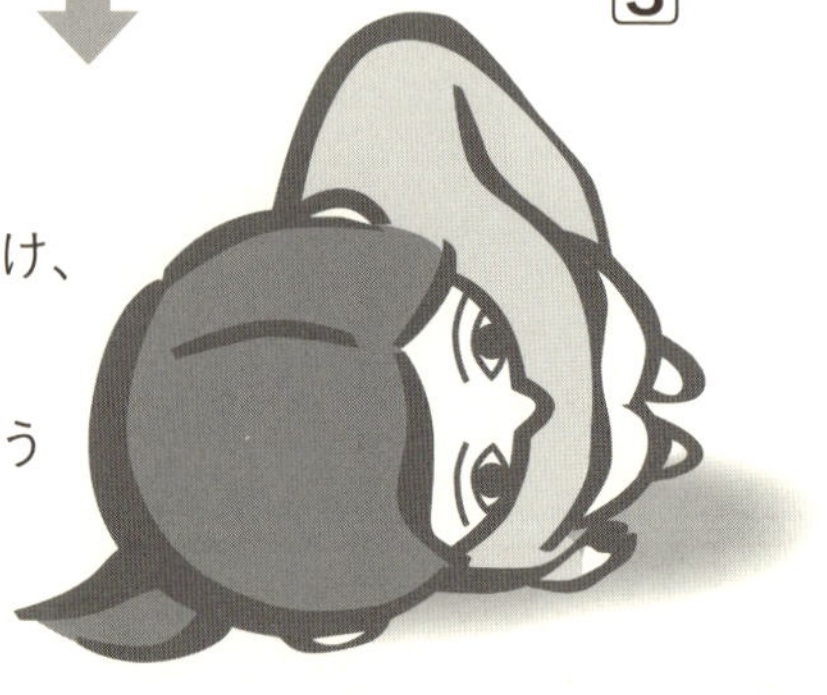

体全体を右に向け、
10数えながら
キープしましょう

4

あおむけに戻ります。
10まで数えてください

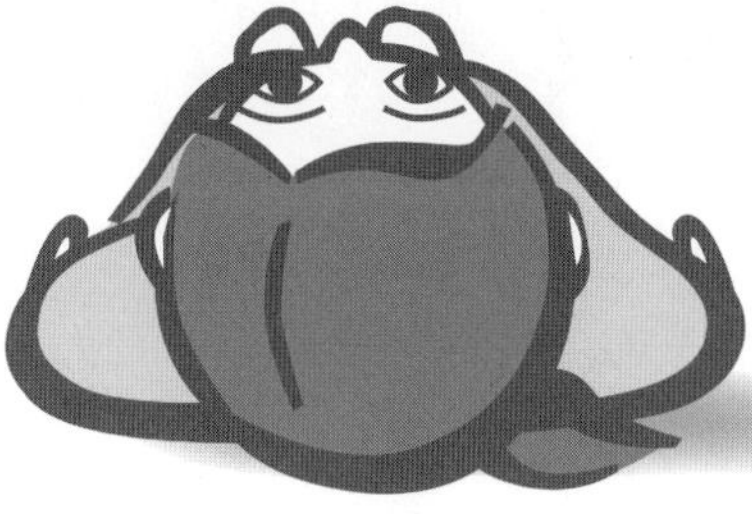

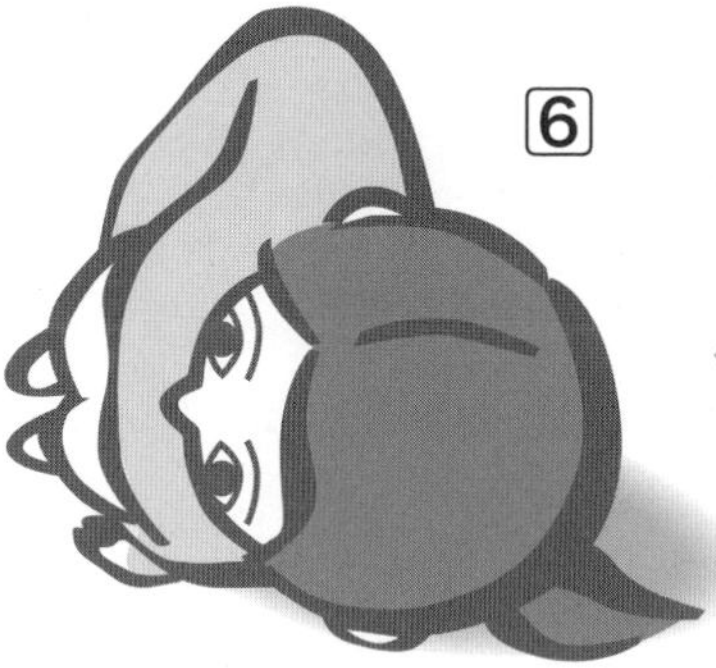

6

左

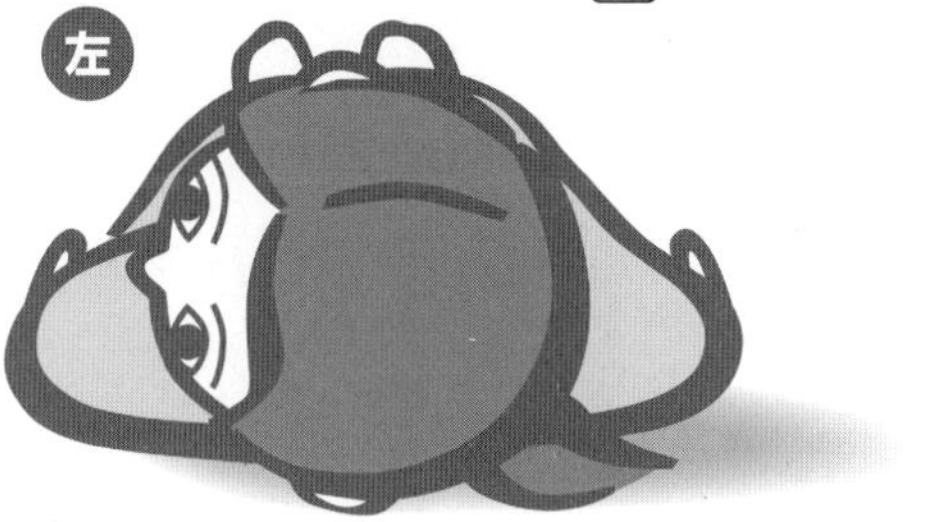

5

体全体を左に向けて、
10数えます

顔だけを左に向け、
ゆっくり10まで数えましょう

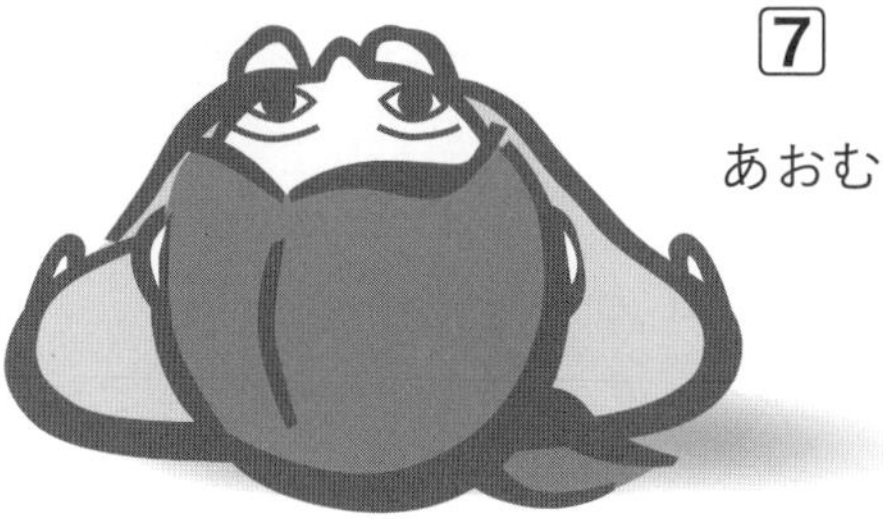

7

あおむけに戻ります

＊1～7を1回3セット、朝晩2回行いましょう。起床時と就寝時、寝床で行うのがお勧めです

＊必ず右から行います

腰が悪い人は

＊腰に痛みや障害があって寝返りができない人は、首だけで行います。体は動かさなくてOKです

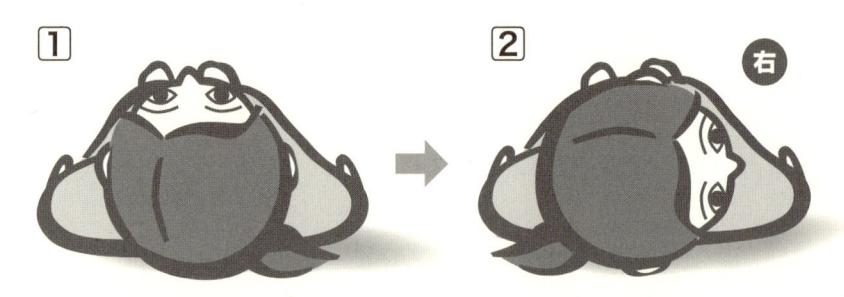

①

②

あおむけに寝た姿勢から、顔だけを右に向け、
声に出してゆっくり10まで数えます

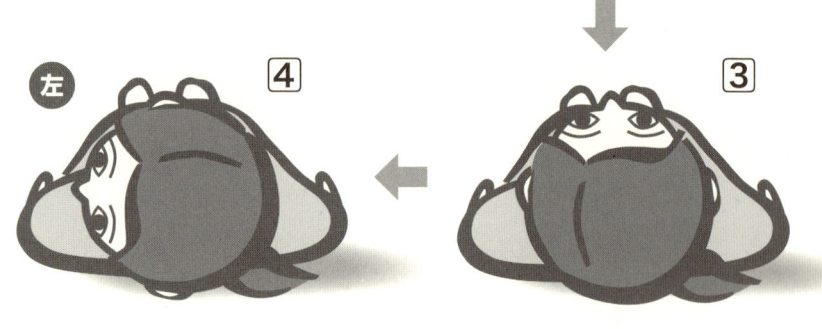

③

あおむけに戻ります。
10数えてください

④

顔だけを左に向け、
10数えましょう

⑤

あおむけに戻ります

＊①～⑤を1回3セット、朝晩2回行いましょう。起床時と就寝時、寝床で行うのがお勧めです

＊必ず右から行います

首が悪い人は

＊首に痛みや障害がある人は、首をひねらないようにして、体ごと寝返りをしましょう

1

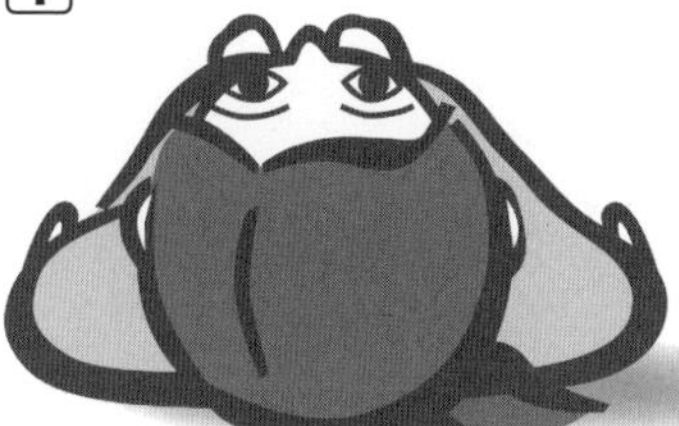

2

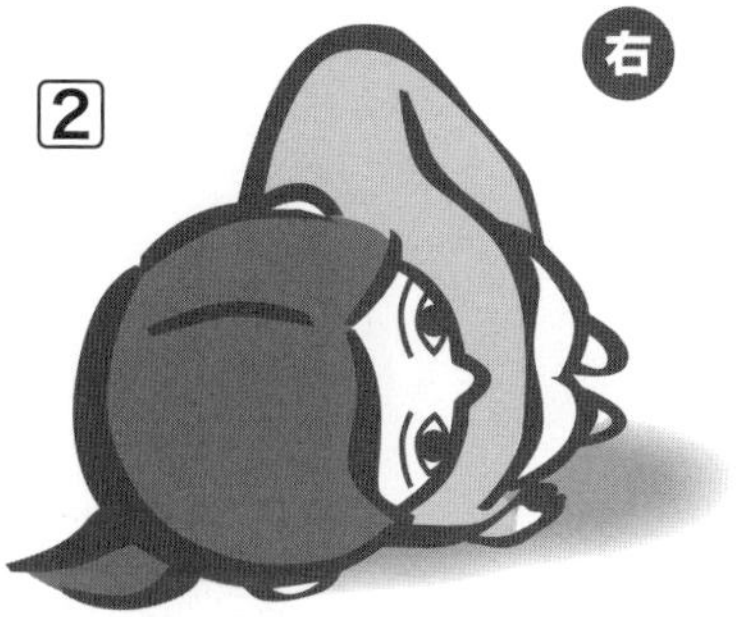

あおむけの状態から体全体を右に向け、ゆっくり10まで数えながらキープしましょう

3

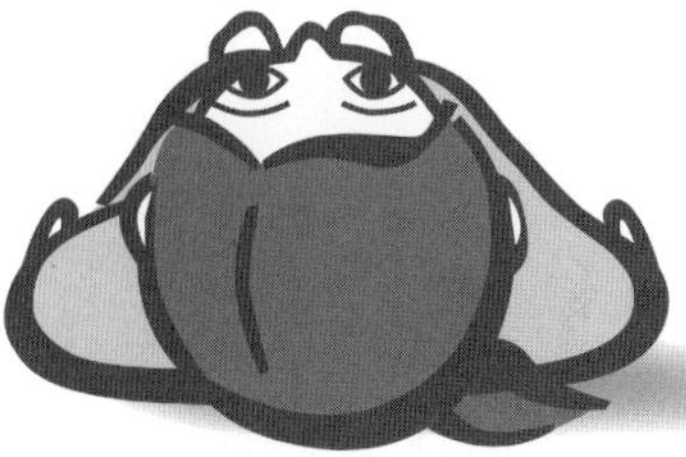

あおむけに戻ります。
10数えてください

4

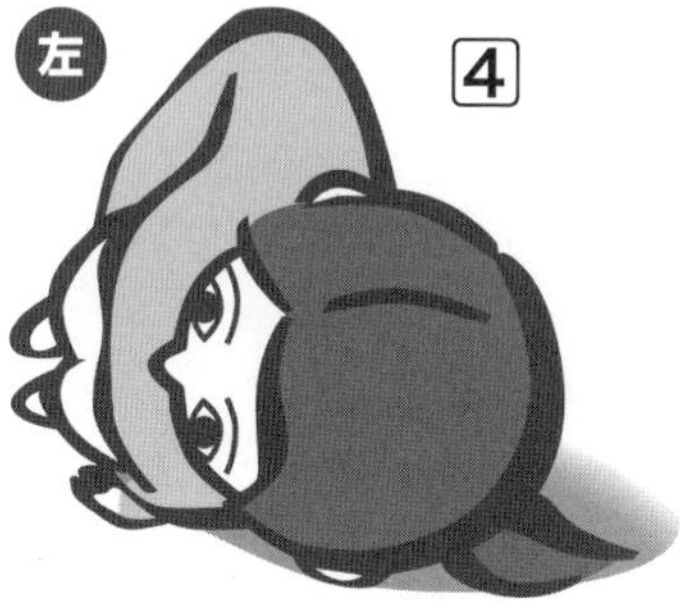

体全体を左に向けて、
10まで数えます

あおむけに戻ります

5

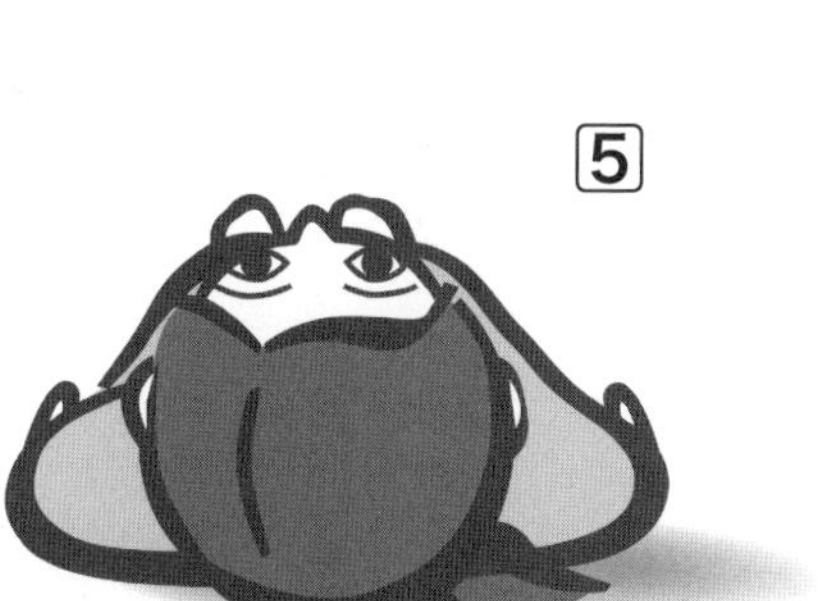

＊1～5を1回3セット、朝晩2回行いましょう。起床時と就寝時、寝床で行うのがお勧めです

＊必ず右から行います

いかがでしたか？　自分の苦手な動き、めまいやふらつきが起こりやすい動作が、よくわかったのではないでしょうか。苦手なものは避けたいというのが人情ですが、めまいを治したいのであれば、苦手なものをたくさん練習してください。

リハビリをやっている最中や直後に、気分が悪くなったり、めまいやふらつきが悪化したりすることがありますが、少し休んで治まるようなら心配ありません。弱気にならず、リハビリを続けましょう。

67、68ページに、日常生活の中でめまいが起こる場面と、それに有効なリハビリを対応させた「索引《さくいん》」をつけました。ご自身のリハビリメニューを作る際の参考にしてください。

次の第3章では、あなたのめまいの原因となっている病気がわかるフローチャート、そして、病気別のリハビリを紹介します。病気別になっていますので、病院で診断を受けているかたは、ご自身の病名のところに飛んでいただいてもけっこうです。

リハビリでめまいを克服した、患者さんたちの体験談も紹介しています。寝たきりの状態から復活し、仕事や旅行、外出を楽しめるようになったという喜ばしいレポートは、主治医の私が読んでも非常に感動的です。みなさんがリハビリを続けるうえでも、大きな励みになると思います。じっくり読んでください。

【外出先での動作】

- ゴルフのパットでめまいがする …… **「上下」**
- 車から降りて（いすから立ち上がって）歩くとふらつく …… **「振り返る」「足踏み」**
- 電車から降りてホームで歩くとふらつく …… **「ゆっくり横」「足踏み」「片足立ち」「ハーフターン」**
- 下りの階段やエスカレーターで足がすくむ …… **「上下」「片足立ち」「ハーフターン」**
- 買い物をするとき、高い陳列台を見るのがつらい …… **「上下」「速い横」「ゆっくり横」**
- スーパーの商品を見るのがつらい …… **「上下」**
- 人混みを歩くとき、ふらついたり人にぶつかったりする …… **「足踏み」「片足立ち」「ハーフターン」**
- 高いところに行くとクラクラする …… **「速い横」「ゆっくり横」「上下」**
- 歩いていると右や左に曲がってしまうので、人によくぶつかる …… **「振り返る」「足踏み」「ハーフターン」**
- 大きい画面、映画のスクリーンなどで動画を見るのがつらい …… **「速い横」「ゆっくり横」**
- ネコが飛び出したり、鳥が飛び立ったりするのを見るとめまいがする …… **「速い横」**
- 車の車庫入れをするときめまいがする …… **「振り返る」**
- バスや電車で立っているとクラクラする …… **「片足立ち」「足踏み」**
- やわらかいスポンジの上を歩いているみたいにフワフワする …… **「足踏み」「片足立ち」**
- 車や電車の窓から景色を見るとクラクラする …… **「ゆっくり横」**
- 美容室のシャンプー台や歯科の診療台で、あおむけになるとめまいがする …… **「上下」「寝返り」**

【家の中での動作】

- 目薬をさすとクラッとする …… 「上下」
- 靴ひもを結ぶとめまいがする …… 「上下」
- 顔を洗ったりシャンプーをしたりするとクラクラする …… 「上下」
- 寝たり起きたりするたびめまいがする …… 「寝返り」
- 寝返りを打つたびめまいがする …… 「寝返り」

【家事・育児】

- 洗濯物を干すとめまいがする …… 「上下」
- 掃除機をかけるのがつらい …… 「上下」
- 料理をしているとクラクラする …… 「速い横」「上下」
- 庭の雑草取りをすると気分が悪くなる …… 「上下」
- 窓ふきをするとめまいがする …… 「ゆっくり横」「振り返る」
- 子どもが足もとを動き回るとクラッとする …… 「速い横」「ゆっくり横」「上下」

【その他】

- 携帯画面などを自分でスクロールするのがつらい …… 「速い横」「ゆっくり横」「上下」
- 本や新聞を読むとクラクラする …… 「速い横」「ゆっくり横」「上下」
- 人に呼ばれて振り返るとめまいがする …… 「振り返る」
- 囲碁や将棋をしている（下を向く姿勢を続ける）と気分が悪くなる …… 「上下」
- 目線を素速く動かすとめまいがする …… 「速い横」
- 頭を素速く動かすとめまいがする …… 「振り返る」「上下」
- 顔を傾けるだけでクラッとする …… 「振り返る」
- 電光掲示板の流れる文字を見るとめまいがする …… 「速い横」「ゆっくり横」

第3章

病気別リハビリ&めまいを克服した体験手記

めまいの原因がわかるフローチャート

第2章で紹介したように、めまいのリハビリは全部で8種類あります。もちろん、8種類すべて行っていただくのが理想ですが、ここでは、めまいを起こしている原因（病気）によって、最も効果的なリハビリをピックアップして紹介していきます。

病気によっては、多くの種類のリハビリを行わなければならない場合もありますが、それには必ず理由があります。リハビリを続けるうちに、めまいの程度が軽くなったり、めまいが起こる頻度がへってきたりしたら、本書の付録ポスターに載っている基本の3種類だけを毎日行えばじゅうぶんです。

それでは、まず、あなたのめまいが、どのような病気によるものなのか、簡単なフローチャートで調べてみましょう。医師による診断を受けて病名が確定している人も、念のためにやってみてください。

72ページをご覧ください。スタートから、質問に「はい」「いいえ」で答えていき、行き着いた先が予想される病名です。ただし、症状には個人差があり、このフローチャートの結果はあくまでも「可能性」です。症状が重い場合や心配な場合は、医師の診察を受けましょう。病名のところに、受診すべき医療機関を記したので、参考にしてください。

めまいの症状は、なかなか人に理解してもらえません。それが患者さんの孤独感を増し、症状の悪化にもつながっていると、私は考えています。このフローチャートで、自分のめまいの特徴をあらためて確認してください。質問事項は、実際に私が初診時、患者さんにお聞きすることです。つまり、医師が聞きたいこと、病名を確定するうえで必要なことを書いてあります。ですから、みなさんが医師に症状を説明するときにも、非常に役に立つはずです。

チャートをたどってみても病名がわからなかったり、めまいにともなう症状があいまいだったりする場合は、第2章で紹介した8種類のリハビリを、全部やってみてください。その中で、「嫌だな」「苦手だな」と思うものを中心に行いましょう。なぜなら、そこがあなたの弱点だからです。

弱いところを鍛えて、機能を回復するのがリハビリです。がんばりましょう。

右上の「スタート」から始めます。「はい」か「いいえ」で答え、矢印の方向へ進んでください。行き着いた先が、予想される病名です。

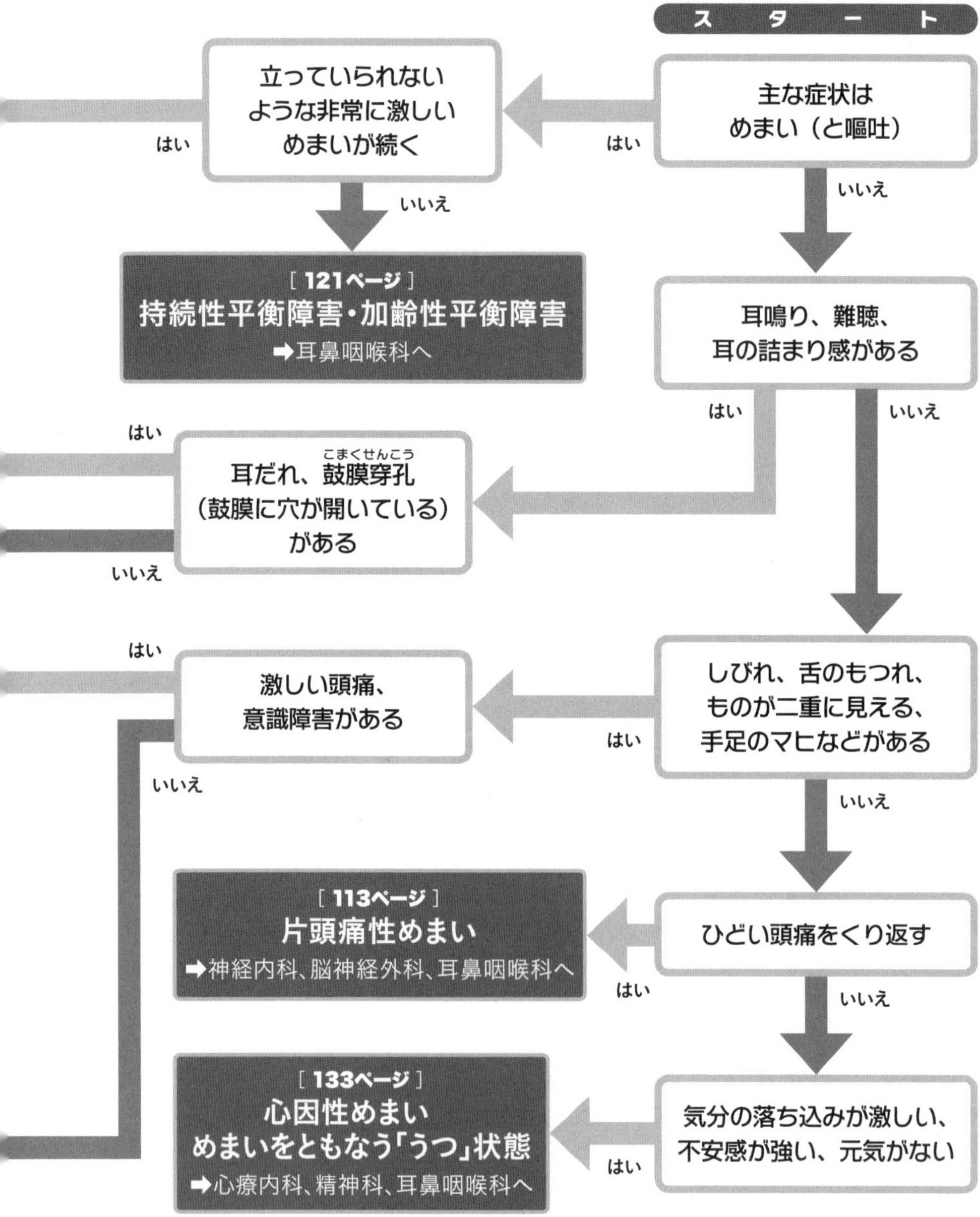

めまいの原因がわかるフローチャート

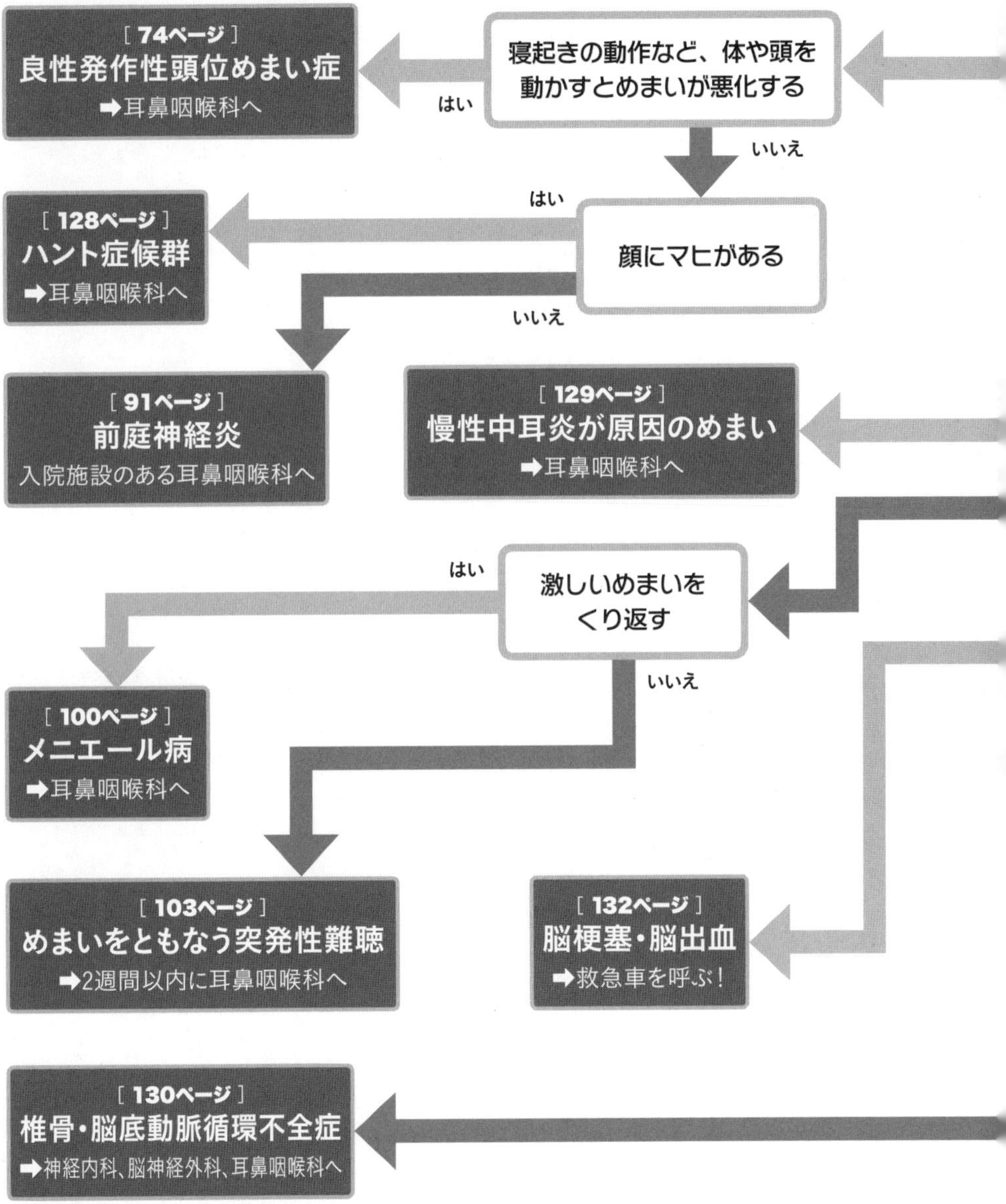
[74ページ]
良性発作性頭位めまい症
➡耳鼻咽喉科へ
はい
寝起きの動作など、体や頭を動かすとめまいが悪化する
いいえ
はい
[128ページ]
ハント症候群
➡耳鼻咽喉科へ
顔にマヒがある
いいえ
[91ページ]
前庭神経炎
入院施設のある耳鼻咽喉科へ
[129ページ]
慢性中耳炎が原因のめまい
➡耳鼻咽喉科へ
はい
激しいめまいをくり返す
いいえ
[100ページ]
メニエール病
➡耳鼻咽喉科へ
[103ページ]
めまいをともなう突発性難聴
➡2週間以内に耳鼻咽喉科へ
[132ページ]
脳梗塞・脳出血
➡救急車を呼ぶ!
[130ページ]
椎骨・脳底動脈循環不全症
➡神経内科、脳神経外科、耳鼻咽喉科へ

フローチャートの結果はいかがでしたか？　ここからは、フローチャートに出てきた病気について、1つずつ説明していきます。そして、その病気に効果的なリハビリを紹介します。

さらに、患者数の多い病気については、体験談も掲載しました。リハビリを行うことでめまいから解放された患者さんたちが、喜びの声を寄せてくれました。リハビリを続けるコツや生活の工夫など、同じ病気や症状に悩む人にとって、貴重な情報だと思います。ぜひ読んでください。

良性発作性頭位めまい症

お勧めリハビリ

振り返る
52ページ

上下
54ページ

寝返り
62ページ

まずは、悩んでいる人が最も多い「良性《りょうせい》発作性《ほっさせい》頭位《とうい》めまい症《しょう》」から始めましょう。

めまいは、「自発性」と「誘発性」に分けられます。自発性のめまいは、いすに座っているときや寝ているときなど、自分が動いていないときに生じるタイプです。一方、誘発性のめまいとは、寝返りを打ったり、急に起き上がったりしたときなど、「ある動きに誘発されて」現れます。自発性か誘発性かは、めまいの原因となっている病気を確定する際に重要ですので、受診時にきちんと医師に伝えてください。

誘発性のめまいの代表格が、「良性発作性頭位めまい症」です。頭や体の位置を変えたり、ある特定の体勢を取ったりしたときに、激しいめまいが起こったり、めまいの程度が悪化したりします。めまいが起こるのは、起き上がったとき、寝たとき、寝返りを打ったとき、上を向いたとき、下を向いたときなど、人それぞれです。美容院のシャンプー台であおむけになるとめまいがするとか、ベッドから起き上がると気分が悪くなるというかたは、この病気の可能性が高いでしょう。

めまいの発作は数10秒〜数分で治まるのが普通です。吐き気や嘔吐《おうと》をともなうこともあります。ただし、めまい発作とともに耳鳴りや難聴が現れたり、以前からあった耳鳴りや難聴が増悪《ぞうあく》したりすることはありません。

良性発作性頭位めまい症は、耳の奥にある耳石器《じせきき》（頭の動きや傾き、加速度を感知する器官）にくっついている耳石（小さな結晶組織）がはがれて、三半規管の中に入り込むことで起こります。通常、耳石は、わらび餅《もち》のような粘着性のある耳石膜についた状態で、頭の傾きを感知して緩やかに動きます。

ところが、耳石がはがれて三半規管に入ってしまうと、頭を動かすことで、本来なら存在するはずのない耳石がリンパ液の中を移動します。つまり、「耳石が三半規管のリンパ液の中を大移動する」という、異常な情報を脳に伝えてしまうために、めまいが起こるのです。

耳石がはがれる理由としては、長期臥床《ちょうきがしょう》（寝たきり）、頭部打撲《だぼく》、交通事故、慢性中耳炎（鼓膜《こまく》に穴が開いたままになり、内耳が感染症にかかる病気）など耳の病気、加齢などもかかわっているとされています。

めまいの患者さんの中でも、最も多いのがこの病気です。めまいがくり返し起こることから、「悪い病気ではないか」と心配になる人も多いようですが、病名に「良性」という文字がつくことからもわかるように、重篤《じゅうとく》な病気ではありません。とはいえ、頻発するめまいの症状は苦しいものですし、「いつ、めまいが起こるか」とおびえながら生活するのはつらいでしょう。決定的な治療法が確立されておらず、病院を受診しても、「年のせいです」「慣れれば気にならなくなります」などといわれてしまうのも、患者さんの悩みを深くします。

でも大丈夫。安心してください。本書でご紹介するリハビリが最もよく効くのが、この

〈頭を動かすとめまいが起こるしくみ〉

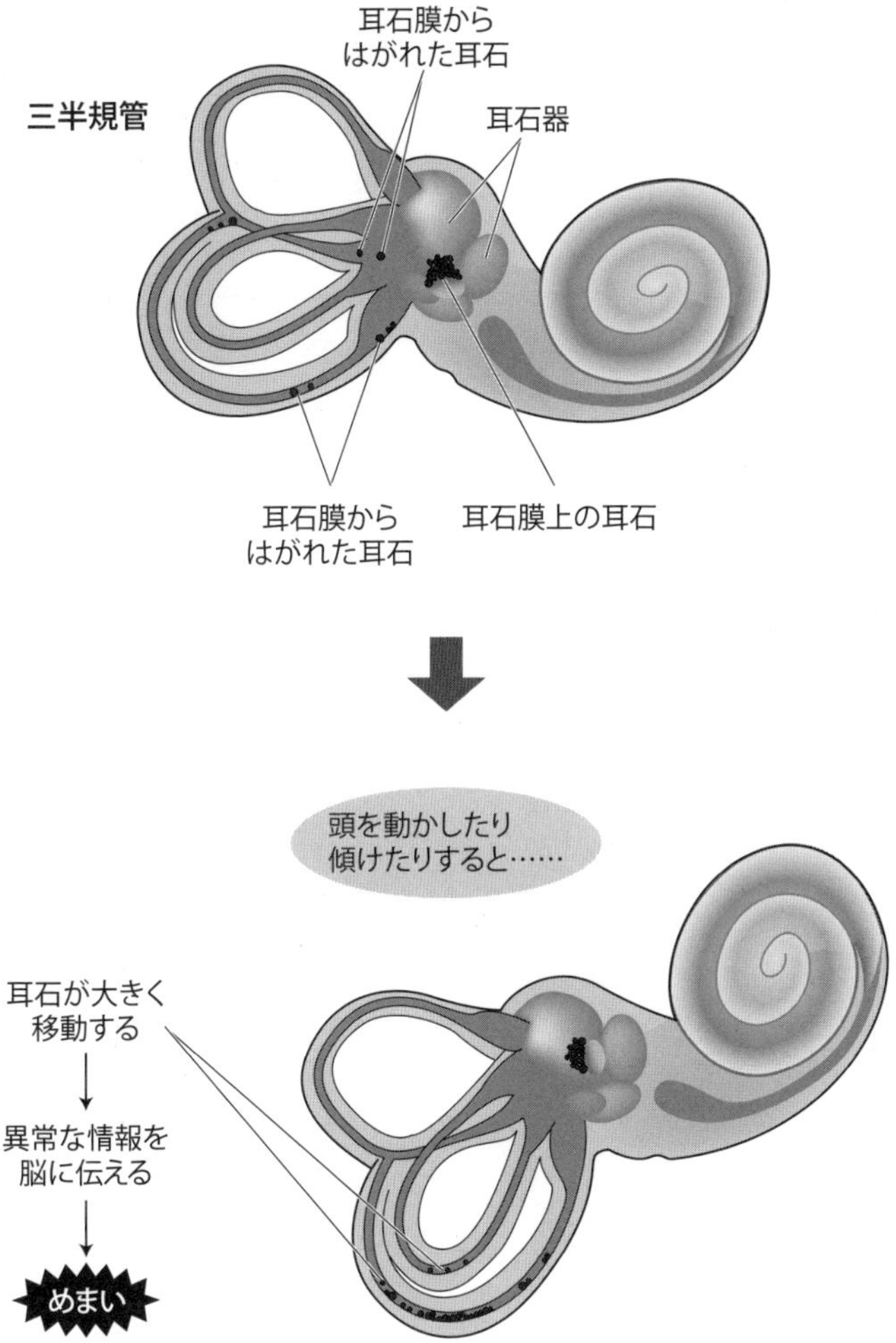

病気なのです。リハビリを毎日行うことで、めまい発作が起こらなくなり、外出もスポーツも旅行も楽しめるようになります。

なぜ、めまいのリハビリで良性発作性頭位めまい症が改善するのでしょうか。

頭を動かすリハビリによって、耳石が三半規管から出て、耳石器に戻って耳石膜に再びくっつくからです。もちろん、1回のリハビリで戻すことは難しいのですが、毎日行うことで石は出ていきます。めまい専門医にかかると、耳石を戻す「頭位《とうい》治療」を受けるでしょう。その自宅版と考えていただければいいと思います。

この病気の場合、リハビリを始めると、一時的にめまいやふらつきが増悪するケースが多く見られます。めまいの人は、できるだけ頭を動かさずにいますが、リハビリで急に頭を動かすため、三半規管の中を耳石が激しく動き回るためです。「治るはずなのに、かえって悪くなった」といって、中断してはいけません。嘔吐するほどのひどいめまいが再発したら、いったん中止してもかまいませんが、軽いぶり返し程度なら続けてください。この山を乗り越えることで、めまいから解放されるのです。

79ページから、2名の患者さんの体験談を紹介します。男性と女性1名ずつです。ご自身の症状と照らし合わせて、読んでみてください。

体験談

寝返りを打つたびに目が回るめまいが治り仕事も車の運転もできるようになった

●神奈川県●58歳●会社員　菅《すが》原《わら》克《かつ》弘《ひろ》

めまいに襲われてドーンと倒れた

私は、２０１０年の2月から、めまいに襲われるようになりました。ただ、めまいの程度はそれほど重くなく、疲れたときに少しフラフラする程度でした。ですから、病院にも行かず、ほうっておいたのです。

それが、６月の後半あたりから、ちょっと頭を動かしただけで、めまいが起こるようになりました。めまいの度合いもかなり激しくて、天井がグルグル回りだすような感じでした。困ったのは、起きているときだけでなく、じっと寝ていても頭がクラクラすることです。さらに、寝返りを打つたびにグラーッとめまいが起こるので、体をゆっくり休めることができません。

こんな状態では、仕事にも支障をきたしてしまいます。私は技術系の仕事をしており、工場のメンテナンスが主な作業なので、高いところにも上らないといけません。そんなときにめまいが起こったら、危険です。それでも、なんとか歯をくいしばって、仕事には行くようにしていました。

そんな私に、ついに大きな発作が訪れたのは、忘れもしない2010年7月24日の朝です。仕事に行くために、自分の部屋でしたくをしていたら、グラグラとめまいがして、その場にドーンと倒れてしまったのです。意識ははっきりしているのですが、目が回ってどうにもこうにも動けませんでした。

その後、30分くらいじっと横になっていたでしょうか。なんとかめまいは落ち着いてくれました。そこで、近所の個人病院の内科に行って診《み》てもらったのです。すると、血圧が上がっていて、最大血圧が170㎜Hgもあることがわかりました。「めまいの原因は、急激に血圧が上がったことかもしれない」とのことで、とりあえず降圧剤《こうあつざい》（血圧を下げる薬）を飲んで様子を見ることになりました。

指示どおり薬を飲んだところ、最大血圧は130㎜Hgまで下がったものの、めまいはまったく治まりません。あいかわらず頻繁に目が回り、起きているときも寝ているときもグラグラするのです。そのせいで、車を運転することもできなくなりました。

そこで、今度は個人病院の耳鼻咽喉科を受診しました。その先生が幸い、横浜市立みなと赤十字病院の新井基洋《あらいもとひろ》先生のことを知っていて、「めまいに詳しい先生がいるから」と紹介状を書いてくれたのです。

最初に新井先生の診察を受けたのは、８月に入ってからです。診察の結果、私は左耳の耳石《じせき》がはがれており、それが原因でめまいが起こっていることがわかりました。良性発作性頭位めまい症という病名だそうです。病名がわかり、「治りますよ」といわれたことで、ホッとしました。

ただし、この病気を治すためにはリハビリが必要なので、入院してリハビリを習得してくださいという指示がありました。そのときは病床に空きがなかったので、とりあえず９月末の入院予約を取り、その日は家に帰ったのです。入院を待つ間もめまいが頻繁に起こり、とてもつらい日々でした。仕事にも行けず、家で寝ているしかなかったのです。

高所の作業もまったく問題なくできる

さて、やっと予約していた入院の日が巡ってきて、私は病院でリハビリ漬けの４泊５日を送りました。リハビリは、思っていたよりもはるかにハードでした。1日に4回もリハビリの時間があるので、とても忙しいのです。リハビリはほかの入院患者さんといっしょに集団で行うので、まるで合宿のようでした。お互いに声をかけ合ったり、励まし合ったりして、がんばることができました。そのかいあって、日に日にめまいが改善されていったのです。退院時には、ほとんどめまいが起こらなくなりました。横になっても寝返りを打っても頭がクラクラすることがなくなり、どんなに楽になったかしれません。

せっかくよくなっても、リハビリをやめたら再発するといわれれば、やめるわけにはいきません。私の場合、「速い横」「ゆっくり横」「上下」などを、毎日最低1回やるようにしています。そのほかのリハビリも、自分に必要だと思うものを選んで実行しています。新井先生が、「不得意なものをやりなさい」とアドバイスしてくれたので、「寝返り」「片足立ち」「足踏み」などを取り入れるようにしているのです。

そんなリハビリの効果だと思いますが、今ではふらつくことなく、まっすぐ歩くことができます。また、車も不安なく運転できるようになりました。そして、仕事にも復帰することができたのです。高所の作業もまったく問題ありません。

私は今も1週間に1回、横浜市立みなと赤十字病院に通い、先輩としてリハビリのお手伝いをしています。私が入院しているとき、先輩たちのサポートがどれだけ励みになり、ありがたかったことでしょう。今度は自分が役に立ちたい、患者さんたちの力になりたい、と思っているのです。新井先生にお目にかかるのも楽しみですし、リハビリをフルコースで行うということは、自分のためにもなっていると思います。

仕事を休職し、車の運転もできず、横になってゆっくり休むことすらできなかった日々は、まさに地獄でした。でも、あきらめなくて本当によかったと思います。簡単なリハビリ運動を毎日続けることで、つらいめまいが治ることを、1人でも多くの人に知ってほしいと思います。

新井先生のコメント

めまい発作が起こったときは、血圧が上がります。血糖値（血液中のブドウ糖量の値）も上がります。体に異常が起こると、脳へ酸素や栄養を運ぶための血流を保とうとして、血圧や血糖値が上がるようになっているのです。つまり、菅原さんの場合も、急に血圧が上がったためにめまいが起こったのではなく、めまいが起こったことで血圧が上がったのです。原因と結果が正反対なので、降圧剤を飲んでもめまいは改善しません。

良性発作性頭位めまい症の治療の中心は、めまいのリハビリです。耳石を元に戻し、頭や体を動かすことに抵抗をなくして、平衡機能を鍛えるのが目的です。平衡機能は、目と耳、足の裏からの情報を小脳が集約して保たれています。耳石がはがれやすい人は、体や頭を有効に動かすことで、平衡機能を元に戻すことができるのです。

菅原さんは、「めまいが治ることを、多くの人に知ってほしい」といっていますが、私も日々、そう思いながら診療に当たっています。仕事や趣味、家族との楽しい時間を、めまいによって奪われている人が、たくさんいるはずです。そうしたかたがたに、ぜひ、めまいのリハビリを実践してほしいと思います。

体験談

救急車で運ばれ、くり返し入院したほどのめまい発作が起こらなくなり旅行も楽しめる

●神奈川県●71歳●パート勤務　本田《ほんだ》位子《たかこ》

天井がひっくり返るように目が回る

私は以前から、たまにグラッとめまいを起こすことがありました。でも、たいてい半日も寝ていればよくなっていたので、それほど心配はしていませんでした。

ところが、今から7年前に起こっためまいは別格でした。天井がひっくり返るような感じで目の前がグルングルン回り、頭を持ち上げることすらできなくなってしまったのです。吐き気が起こってもトイレまで歩けず、這《は》っていくほどでした。

しばらく安静にしていましたが、めまいはまったく治まりません。家族に救急車を呼んでもらい、私は近くの救急病院にかつぎ込まれました。病院に向かう車中で、私の様子を見ていた救急隊員が、「これはつらそうだな」と心配そうにつぶやいていたのを、今でもよく覚えています。

救急病院では、脳のＣＴ（コンピューター断層撮影）を撮りましたが、特に異常はありませんでした。点滴をしてもらいながら、４日間入院したところ、めまいはなんとか治まり、退院することができたのです。

喜んでいたのもつかの間、それから10日後に前回と同様の症状が起こり、再び私は救急車で運ばれました。今度は、ＭＲＩ（核磁気共鳴画像《かくじききょうめいがぞう》）を撮りましたが、それも異常は認められませんでした。そして、また点滴で症状をおさえたのちに退院。それからは、１週間に２回ほど近所の耳鼻咽喉科に通院しながら、様子を見ることになったのです。

その後は、救急車で運ばれるほどの発作は起こりませんでしたが、体調は決してよくありませんでした。ずっと頭が重くて、いつも首すじが張り、無意識に手でさすっているような状態なのです。また、スーパーに買い物に出かけると、入口のところでフーッと気分が悪くなってめまいが起こり、何も買わずに帰ってくることもしょっちゅうでした。

そんな私の様子を見た近所の奥さんが、あるとき「横浜市立みなと赤十字病院にいい先生がいるわよ」と新井基洋《あらいもとひろ》先生のことを教えてくれました。そこで、私はかかりつけの内科医に紹介状を書いてもらい、新井先生の診察を受けたのです。

新井先生によると、私の症状は「良性発作性頭位めまい症」という病気だということでした。そして、この病気に有効だという「リハビリ入院」を勧められたのです。リハビリ入院はすごい人気で通常数ヵ月待ちですが、私の場合は運よく3日後から入院することができました。

4泊5日の入院の間、一生懸命リハビリを行った結果、退院後もしばらくの間は、めまいは起こらなくなり、気分が悪くなることもなくなりました。しかし、そのあとも3年ほどの間に2~3回、大きなめまい発作を起こし、そのつどリハビリ入院をしています。私の場合は、両耳の耳石がはがれやすく、さらに、三半規管の働きも悪いようで、症状が再発しやすいということでした。

めまいが起こってもリハビリですぐ治まる

そんな私も、ここ2年くらいは、入院するようなめまい発作を起こしていません。毎日欠かさず行っているリハビリが、功《こう》を奏《そう》しているのでしょう。

朝起きたときと夜寝るときは、リハビリの「速い横」「ゆっくり横」「振り返る」「上下」などを必ずやっています。また、頭が重いなと思ったときは、「寝返り」を行うと、頭が軽くなります。さらに私の場合、めまいが起こったときは、まぶたと肩が重くなり、気分が憂《ゆう》うつになりますが、リハビリの「振り返る」と「上下」をすると、すっきり症状が治まるのです。

この病気と長年つきあっている間に、日常生活の中で、どんな動作をするとめまいが起こりやすいか、わかってきました。私の場合、髪を洗ったり、台所仕事をしたりしているときが多いのです。

そこで、髪を洗うときは、顔を真下に向けず、上向きかげんでシャワーをかけるようにしています。また、下を向いて食材を刻んでいるときにクラクラしたら、少し休んでリハビリの「振り返る」と「上下」をやると治まるので、そうしてから作業を続けるのです。

以前は、めまい発作がいつ起こるかわからないので、友人から旅行に誘われても断っていました。でも、２０１１年の春に思い切って旅行に出かけたところ、存分に楽しむことができました。たとえめまいが起こったとしても、リハビリが守ってくれるという思いがあったからでしょう。実際、旅行先ではめまいが起こらず、持っていった薬のお世話になることもありませんでした。とても楽しかったので、秋にも友人と旅行しました。

新井先生のところには半年から１年に１度検診に行っていますが、「よくなっていますよ」というお言葉をいただいています。新井先生に出会って、リハビリを教えてもらうことができ、本当に感謝の気持ちでいっぱいです。

新井先生のコメント

この病気は、病名こそ「良性」の文字がついていますが、その症状は非常につらく、患者さんの悩みは深刻です。本田さんも、「めまい発作が起こると気分が憂うつになる」といっていますが、実際、めまいに悩む患者さんの中には、不安を訴える人が少なくありません。めまいという症状は、原因がなかなか特定されなかったり、「年のせい」「気のせい」といわれてしまったりして、孤独感や絶望感に陥《おちい》る患者さんが多いのです。

不安が強く見られる患者さんには、私は必ずリハビリ入院を勧めています。約15名のめまい患者さんが一堂に会してリハビリに励むので、「自分だけではない」と実感することができます。また、リハビリによってめまいが改善した先輩や、目の前で症状が軽減していく仲間を見ることで、「自分も治る」と確信できるのです。本書を刊行した理由も、そこにあります。めまいに悩む人はたくさんいて、リハビリを行うことで症状が格段に改善するということを、知ってほしいのです。

本田さんの場合、耳石がはがれやすく、重い発作をくり返していました。通常、耳石がはがれるのは左右どちらかの場合が多いのですが、くり返すめまい発作の経過途中で、本田さんは両耳で耳石がはがれてることがわかりました。このように、両耳の障害が原因でめまいをくり返す重篤《じゅうとく》な症状のかたは非常にまれで、良性発作性頭位めまい症の患者さんのうち、0・1%以下です。しかし、お読みいただいたとおり、毎日リハビリを行うことで回復できます。実際、最近の本田さんを診察すると、頭や体を動かしたときに生じる眼振《がんしん》（意志とは無関係に眼球が動くこと）が格段にへってきているのです。これは、めまいを起こしにくい体になっていることを現しています。

また、めまいを経験すると、どうしても家にひきこもりがちになりますが、逆に旅行などの楽しみを見つけ、それを目標にリハビリに励みましょう。旅行に出るのが不安なときは、主治医に相談して薬を処方してもらい、お守り代わりに持っていけばいいのです。臆病にならず、どんどん出かけてください。

前庭神経炎

お勧め
リハビリ

速い横
48ページ

ゆっくり横
50ページ

振り返る
52ページ

ハーフターン
60ページ

前庭神経炎《ぜんていしんけいえん》は、内耳から脳に情報を伝える前庭神経に、なんらかの原因で障害が起こり、突然、激しいめまいが現れる病気です。

周囲がグルグル回ったり、目の前の景色が急速に流れて見えたりする激しい回転性のめまいが突然起こり、それが1週間くらい続きます。この間は、立ったり歩いたりすることもできません。「目を開けることもできない」という人もいます。

また、めまいとともに、吐き気や嘔吐が起こります。そのため、脳の病気だと思って救急車を呼ぶケースも多く見られます。もちろん、それは恥ずかしいことでも、控えるべきことでもありません。それほど激しい症状が起こるのです。発症時は、このように身動きが取れないことが多いので、通常、入院治療となります。治療は、薬物療法が中心です。まず、強い抗炎症作用のあるステロイド剤（副腎皮質《ふくじんひしつ》ホルモン剤）を点滴する必要があります。そして、前庭神経の機能とめまいを改善するための抗めまい薬、末梢血管拡張薬、血流改善薬、ビタミン剤などが用いられます。

前庭神経炎は、めまいとふらつき、嘔吐などの症状は出ますが、耳鳴りや難聴は発現しません。これが、メニエール病との違いです。

激しいめまいが約1週間続いたあと、体を動かすとめまいやふらつきを感じる後遺症が残り、放置すると、それが数ヵ月から数年間も続くケースが多いようです。炎症を示す「炎」という文字がついていますが、前庭神経が炎症を起こしているわけではなく、「炎症のように激しい症状」ということで、この病名がつけられています。聴力検査、眼振検査などを行い、ほかの病気の疑いが消えたら、耳に水を注入して三半規管の機能を診《み》る「カロリック検査」を行います。発症前にカゼをひいていた人が多いため、「カゼのウイルスが関係しているのではないか」といわれますが、確実なことはわかりません。

前庭神経炎のめまいは非常に激しく、発作が何日も続くため、患者さんは不安に襲われます。しかし、適切な治療を受け、リハビリを行えば改善するので、心配はいりません。94ページから体験談を報告している黒田さんも、前庭神経炎の強いめまい症状をリハビリによって改善しています。参考にしてください。

〈前庭神経炎〉

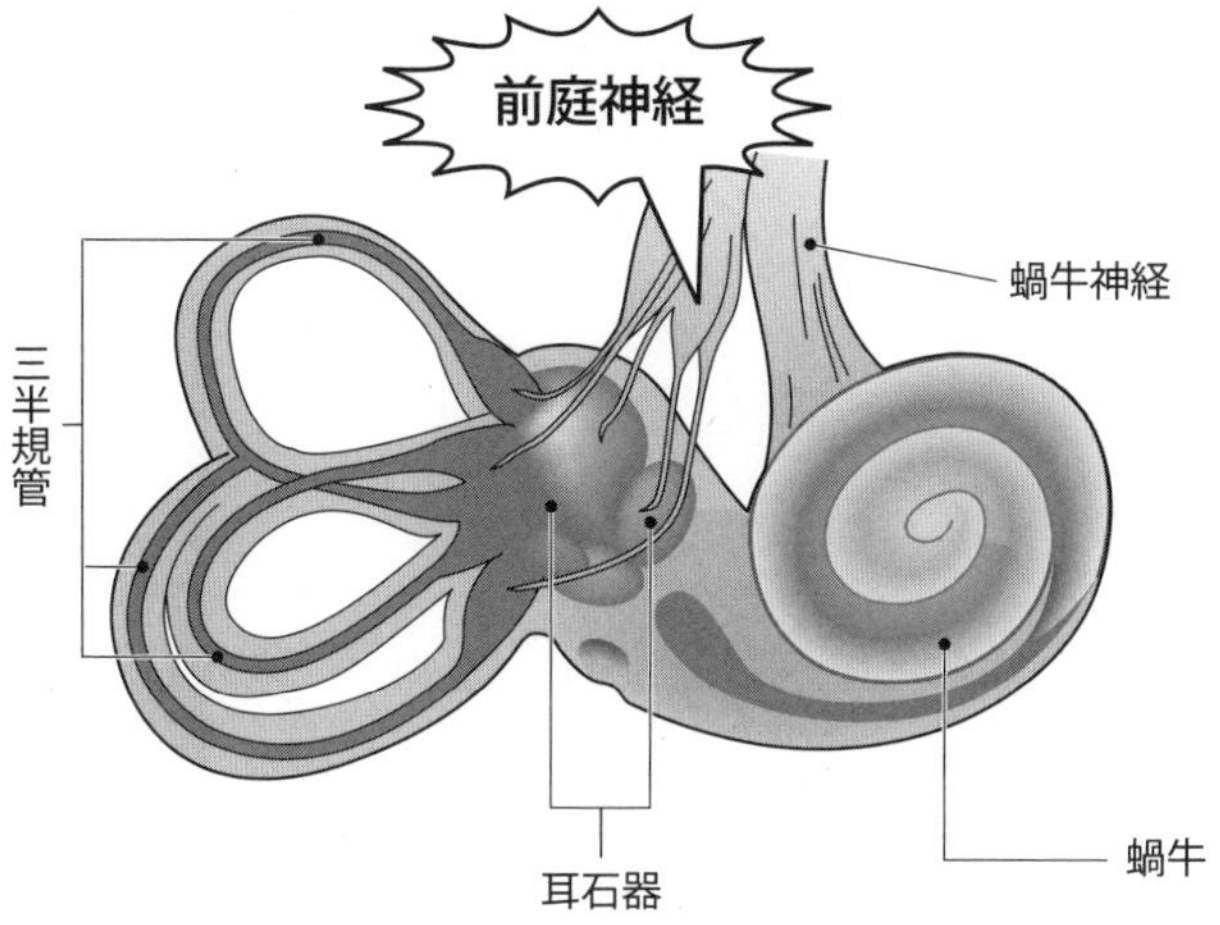

三半規管と耳石器が感知した情報を
脳に送る「前庭神経」が障害を受ける

↓

激しいめまい・ふらつき

体験談

目も開けられず歩けないほどだった
前庭神経炎のめまいとふらつきが治まった

●神奈川県●69歳●パート勤務
黒《くろ》田《だ》勝《かつ》枝《え》

突然めまいが起こって嘔吐が止まらない

私の場合、子どもが小さかったころは、半年に1回くらいの周期で軽いめまいが起こっていました。ただし、半日寝ていれば、いつも回復していたので、医師に診てもらったことはありませんでした。

めまいの原因は、慢性の疲労と睡眠不足だったのだと思います。私には4人の子どもがいて、いちばん上の子から末っ子まで6歳しか離れていません。子どもが小さいころは、全員のお弁当作りや洗濯、掃除と休む暇がありませんでした。どうしても寝不足になってしまい、それが続くとめまいが起こっていたのです。

そんな子どもたちも大人になり、みんな結婚してほかの場所に住んでいます。今は夫婦2人きりでのんびりと暮らしているせいか、近年はめまいが起こったことはほとんどありませんでした。

ところが、忘れもしない2011年9月18日、私はこれまでに経験したことがないくらい、ひどいめまいに襲われたのです。

その日は地域のお祭りがあり、私は朝早くから手伝いに駆り出されました。おみこしを担ぐ人のために、豚汁やオードブルを準備したのです。また、前日も大量の材料の買い出しに奔走《ほんそう》しなければなりませんでした。連日残暑が厳しくて、その中で作業するのはとても疲れました。

お祭りが終わり、家に帰ってシャワーを浴び、パジャマに着替えて「やれやれ」と座りました。めまいが起きたのは、そのときです。目がグルグル回り始め、その場から動けなくなりました。目も開けられず、夫に手伝ってもらって布団に横になったものの、めまいは治まりません。薬を飲んでも水を飲んでも全部戻してしまい、ついには嘔吐が止まらなくなったので、救急車を呼んでもらいました。

そうして運ばれた先が、横浜市立みなと赤十字病院でした。救急隊員のかたが、「めまいなら赤十字病院がいいのでは」と、配慮してくれたのです。

病院に着いてから、すぐに点滴を打ってもらいました。しかし、それでもめまいや嘔吐は止まりません。その日のうちに家に帰れるだろうと思い、着替えを夫に持ってもらい、パジャマ姿のまま救急車に乗ったのですが、結局そのまま入院することになりました。

　翌日は、病院のベッドで点滴を打ちながら、1日じゅう寝ていました。気持ちが悪くて、とても起き上がれる状態ではなかったのです。2日目に、車いすに乗せてもらって外来に行き、初めてめまいの専門医である新井《あらい》基洋《もとひろ》先生にお会いしたのです。そのときの私は、めまいがつらくて目が開けられず、先生の顔を見ることもできませんでした。

　診断の結果、私のめまいは前庭神経炎によるものだとわかりました。耳の奥にある前庭神経というところが、なんらかの障害を受けて起こる病気だそうです。投薬を続けながら、リハビリを行って平衡機能（バランス機能）を鍛えれば、めまいがよくなるという話を聞き、私は希望の光が見えた気がしました。

リハビリをサボっている友人は改善しない

　そうはいっても、その日はまだリハビリなど行えない状態でした。私がやっと集団リハビリに参加できるようになったのは、入院して3日目からです。初めてリハビリ会場へ向かったときは、車いすに乗っていきました。

めまいに悩む多くの患者さんや、すでに退院した先輩たちといっしょだったからでしょうか。私は、一連のリハビリ運動をなんとかこなすことができました。リハビリ自体は、目や頭を動かしたり、その場で足踏みをしたりして、私にとっては厳しいものでした。でも、終わったときには少し気分がよくなったように感じました。そして、病室に帰るときには自分で車いすを押して、歩いて帰ることができたのです。

それからは、毎日4回ずつ、リハビリに参加しました。その合間に点滴を打つという、かなり忙しい入院生活を送りました。そのかいあって、めまいや嘔吐はすっかり治まり、9月30日に退院することができたのです。

退院後も、リハビリは続けています。朝と晩に必ず行うのは、「速い横」「ゆっくり横」「振り返る」「上下」などです。そのほか、短い距離を歩いてターンをする運動や、目をつぶった状態の「片足立ち」も、なるべく行うようにしています。

また、その日の体調をチェックするために、目をつぶって「足踏み」もやります。調子がいいときは、目をつぶって足踏みをしても体の方向が変わりません。ところが、睡眠不足だったりすると、やり終わったときに体の向きが変わっているのです。そういう日は、「今日は体がふらつきやすい」と自覚して、道を歩くときに車道にはみ出ないようにしたり、階段の上り下りの際に集中したり、といったように、細心の注意を払うようにしています。ちなみに、入院中に「足踏み」を行ったときは、見ていた人から「1周していましたよ」といわれ、びっくりしました。

こうしてリハビリを続けているせいか、退院以来、ひどいめまいに襲われたことはありません。たまに、狭いトイレで体の方向を急に変えたとき、フラッとするくらいです。

そういえば先日、私と同時期に前庭神経炎を患ったお友達に電話をしてみました。すると、その人はまだ具合がよくないそうなのです。私と同じ病気なのに、どうしてよくならないのかしらと思ったら、「あまりリハビリやってないもので」といっていました。

やはり、コツコツとリハビリを続けるのが、いちばんのようです。これからもがんばって続けていこうと、あらためて思いました。

新井先生のコメント

前庭神経炎の症状は非常に強く、「大地震のようなめまい」と表現されるほどです。黒田さんが若いころにくり返していた軽いめまいと、今回のめまいは、明らかに違います。前庭神経炎の場合は、立ったり歩いたりはもちろん、目を開けることもできなくなります。めまいを起こす病気の中でもきわめて症状が重いので、診察室に入ってきた患者さんは最初、私の顔を見て話すこともできません。

　まずは、症状をおさえるために、ステロイド（抗炎症作用を持つ副腎皮質《ふくじんひしつ》ホルモン）などの入った点滴による薬物治療を行います。そして、激しいめまいが治まってきたら、リハビリを行うのが必須《ひっす》です。リハビリをしないと、後遺症としてめまいが残るからです。最初、リハビリはつらいかもしれません。しかし、それを乗り切ることが肝心です。黒田さんも、集団リハビリで多くの先輩たちから「がんばって」という言葉を受けたことが励みになり、リハビリをやり切ることができました。そして、リハビリ前には車いすで移動していたのに、リハビリ後は歩いて病室に帰ることができたのです。

　黒田さんが、同病のご友人の話を紹介していますが、これはリハビリの効果を裏づけるすばらしいエピソードです。最初はめまいが起こったり、ふらついたりするでしょう。しかし、そこを踏ん張ってリハビリを続けることで、めまいが起こりにくい体になるのです。がんばりましょう。

メニエール病

めまいを起こす病気の中で、いちばん有名な病気かもしれません。「めまい＝メニエール病」と考えている人も多いようです。しかし実際は、めまいを訴えて受診する患者さんの中でメニエール病と診断される人は、みなさんが考えるほど多くはありません。

メニエール病は、内耳に内《ない》リンパ液（非常に粘性《ねんせい》の高い特殊な細胞外液）が異常にふえてしまい、「水ぶくれ（水腫《すいしゅ》）」の状態になることによって起こります。「水ぶくれ」が内耳の感覚器官に障害を起こすことで、平衡機能と聴覚に異常をきたす病気です。

特徴的な症状としては、耳鳴りや難聴、それにともなって起こるめまいが挙げられます。めまいは回転性の激しいものですが、意識を失ったり、生命に危険が及んだりするようなことはありません。ただし、発作が激しいときには、内臓の働きをコントロールしている自律神経《じりつしんけい》（内臓や血管を調整する神経）の機能も乱れるので、吐き気や嘔吐、顔面蒼白《がんめんそうはく》、冷や汗、頭重感《ずじゅうかん》など、多くの症状が現れます。

お勧めリハビリ

速い横
48ページ

ゆっくり横
50ページ

振り返る
52ページ

足踏み
56ページ

めまいの発作は、数十分から数時間で治まりますが、耳鳴りや難聴は残るケースが多く見られます。メニエール病は、めまいと難聴の発作を何度もくり返すのが特徴です。発作をくり返すことで、聴力も平衡機能も低下してきます。平衡機能が低下するということは、めまいやふらつきを起こしやすい体になるということです。初回の発作から再発までの期間も、数時間から数日後、数ヵ月から数年後と、人によって大きく異なります。

発作をくり返すのが特徴といいましたが、最初の発作のときには、１０３ページで解説する「突発性難聴《とっぱつせいなんちょう》」との鑑別がきわめて困難です。耳の聞こえと、平衡機能の両方に症状があるかたは、突発性難聴の解説ページもしっかり読んでください。

メニエール病の原因は明らかになっていませんが、過剰なストレスによって発症したり、症状が悪化したりするといわれています。人によっては、季節の変わり目や天候、気圧の変化にともなって発症することもあります。寒冷前線（温かい気団と冷たい気団の境目）が通過するときに、症状が悪化するというケースも多いようです。

メニエール病の治療は、症状に応じた薬物療法が基本です。抗めまい薬、利尿薬《りにょうやく》（尿の出を促す薬）、抗不安剤や抗うつ剤、ビタミン剤、血流改善薬などを組み合わせて使います。嘔吐が激しくて薬を飲むことができないような場合には、注射や点滴で薬を投与することもあります。もちろん、急性期が過ぎたらリハビリも必要です。また、北里大学の長沼《ながぬま》英明《ひであき》先生による研究では、水を飲むことも治療法の1つとして挙げられています。これには、私たちの体内で分泌《ぶんぴつ》されている「抗利尿ホルモン」が関係しています。このホルモンには、「排尿量をおさえて体内に水分をためる」作用のほかに、「内耳にリンパ液をためる」作用があることがわかっています。メニエール病患者の抗利尿ホルモンの濃度は、健康な人よりも高い数値を示すことが報告されているのです。抗利尿ホルモンは、別名をストレスホルモンといい、ストレスがかかると過剰に分泌されます。そのため、メニエール病はストレスが原因の1つではないか、といわれているのです。

では、どうして水を飲むことが、メニエール病に有効なのでしょうか。

水をたくさん飲むと、脳が「外から水がたくさん入ってきたから、ため込まなくても大丈夫」と判断し、抗利尿ホルモンの分泌が抑制されます。そのため、内耳の水腫が軽減されるわけです。

腎臓や心臓などの持病がなく、水を多めに飲んでも問題のない患者さんには、水を飲むことを勧めています。男性は1日2リットル、女性は1日1・5リットルが目標です。

めまいをともなう突発性難聴

お勧めリハビリ
速い横 48ページ
ゆっくり横 50ページ
振り返る 52ページ
足踏み 56ページ
片足立ち 58ページ
ハーフターン 60ページ

突発性難聴とは、ある日突然、片側の耳が聞こえにくくなる病気です。

「いつのまにか、徐々に耳が遠くなってきた」というのは、突発性難聴ではありません。たとえば、「買い物に行くときは普通に聞こえていたのに、お店を出たとたん、耳の聞こえが悪くなった」というくらい、「突然」聴力が落ちるのが特徴です。そして、この病気にかかると、難聴が治る人が１／３、一部改善する人が１／３、回復しない人が１／３となっています。つまり、２／３の人に難聴が残るということです。

多くの場合、難聴だけでなく耳鳴りや耳が詰まった感じをともない、回転性のめまいが生じます。メニエール病の初期と症状が似ていますが、突発性難聴は普通1回しか起こりません。ただし、初回の発作ではどちらとも判断がつきませんので、「耳の聞こえが突然悪くなった」というときは、できるだけ早く耳鼻咽喉科を受診しましょう。

突発性難聴の原因は、まだ明らかにされていません。ウイルスに感染して起こるのではないか、あるいは内耳に血液を送る動脈の血流障害が原因ではないか、などと考えられています。突発性難聴は、発病後早い時期に治療を開始すれば、回復が期待できます。できれば2週間以内に、耳鼻咽喉科で治療を受けてください。発病後3〜4週間も放置すると、聴力は戻らないまま固定してしまいます。この病気は、時間との勝負なのです。

治療は、薬物療法中心です。ストレスが関与しているという説もあるので、心身を休ませるために、入院治療が望ましいでしょう。

突発性難聴は、普通1回しか起こらないといいましたが、めまいやふらつきの後遺症が残るケースが多く見られます。しかし、この病気の場合、難聴の治療が終わった時点でめまいの治療も終了してしまうことが多いのです。ですから、治療を受けたあとで、「体を動かしてもいい」という状態になった段階で、めまいやふらつきが残っている場合は、ぜひリハビリを始めてください。リハビリで、突発性難聴のめまいが改善した例は、たくさんあります。

リハビリは、6種類行います。少々多めですが、これには理由があります。

突発性難聴とメニエール病は初期症状が似ていますが、病気が起こるしくみも、病後の平衡機能の状態も、大きな違いがあります。

〈メニエール病と突発性難聴の違い〉

メニエール病		突発性難聴
●激しい回転性のめまいがくり返し起こる	めまい	●激しい回転性のめまいは普通1回しか起こらない
●発作をくり返すたびに、難聴・耳鳴りの症状が進む ●最初は低い音が聞こえにくい	難聴 耳鳴り	●ある日突然、耳の聞こえが悪くなる
●ストレスや過労、気象状況によって悪化することがある	病後の 経過	●早期に治療すれば、聴力が回復する可能性がある（1/3が回復、1/3が一部改善、1/3が回復せず） ●浮遊性のめまいが残る
●内耳の水腫（水ぶくれ）	原因	●ウイルスの感染、内耳の血流障害などの説が有力

〈メニエール病と突発性難聴の共通点〉

①激しいめまい、耳鳴り

②ストレスが原因で発症（再発）する

突発性難聴は、突然、片方の耳に難聴・耳鳴りと平衡機能の低下が見られます。つまり、耳の機能の左右差が大きくなるのです。たとえるなら、プロペラ機の片翼が突然止まってしまった状態ですから、パイロットが相当がんばらなければいけません。そのため、メニエール病よりも「立った状態でのリハビリ（足の裏の感覚を鍛えるリハビリ）」が必要となるのです。

　１０５ページに、メニエール病と突発性難聴の特徴や、その違いを表にしました。病院で医師に症状を伝える際の参考にしてください。

　１０７ページから、畑仲武博《はたなかたけひろ》さんという患者さんの体験談を紹介しています。このかたは初期の発作で突発性難聴と診断されて治療を受けていましたが、実はメニエール病だったという典型例です。リハビリによってめまいが改善し、生活の質が向上した様子がよくわかります。

体験談

くり返し起こっていたメニエール病のめまいが治まり車の運転やゴルフもできるようになった

●神奈川県●71歳●無職
畑《はた》仲《なか》武《たけ》博《ひろ》

激しいめまいで立っていることもできない

私は60歳で定年を迎えたのち、茨城県のつくば市にある会社に再就職が決まり、神奈川県から単身赴任しました。耳鳴りの症状が出始めたのは、ちょうどそのころからです。ある日突然、左耳にキーンという音が頻繁に聞こえるようになり、気になってしかたありませんでした。耳の聞こえも悪いようなので、地元の耳鼻咽喉科を受診したところ、「突発性難聴」と診断されたのです。

耳鼻咽喉科では、点滴をしてもらったり、薬を処方してもらったりしました。しかし、耳鳴りはいっこうによくなりません。耳鼻科医院をいくつかハシゴしましたが、診断はいつも突発性難聴とのことで、治療法も大して変わりませんでした。そして、5年以上も耳鳴りの治療を続けたにもかかわらず、改善には至らなかったのです。

ただし、この時点では、まだ普通に会社に行って仕事をすることができていました。そう、今から5年半ほど前に、あの大発作を起こすまでは……。

ある日、自宅で夕食をとっていると、突然、私は頭の中の血管が切れたようなショックを受けたのです。「脳出血《のうしゆつけつ》（脳の血管が切れる病気）かな？」とも思いましたが、意識ははっきりしていたので、どうもそうではないようでした。その衝撃に続き、めまい、動悸《どうき》、発汗、吐き気が次々と起こり、いすにも座っていられなくなりました。幸い、そのときはそばに妻がいたので、急いで救急車を呼んでもらって、病院に行ったのです。

病院の救急治療室で点滴を打ってもらうと、なんとかめまいは治まり、そのほかの症状もよくなりました。おかげで、その日はとりあえず帰宅することができました。

しかし、このような発作は1回では終わりませんでした。半年に1～2回、同じ症状が起こるようになり、そのたびに病院で点滴を受けるようになったのです。さらに、発作は頻度を増していき、1週間に1～2回起こるようになってしまいました。そんな発作が起こると、仕事どころではありません。耳鳴りと難聴だけのときはうっとうしいだけですんでいましたが、激しいめまいに見舞われると、立っていることすらできないのです。朝にめまいが起こったときには欠勤し、会社で起こったときにはしばらく休憩室で休む、ということがしばしばでした。

退院後は1度もめまいが起こらない

そんな私を心配した妻は、友達から、横浜市立みなと赤十字病院の新井基洋《あらいもとひろ》先生を紹介してもらいました。新井先生は、めまいの専門医として著名なかたです。さっそく病院に電話をして、新井先生に相談しました。すると、先生から「すぐに入院してください」と指示が出たのです。

そういわれても、私はいつ発作が起きるかわからない状態だったので、電車に乗っていくわけにはいきません。翌日、息子に車で迎えにきてもらい、つくば市から横浜までなんとか移動して、新井先生の勤務する病院に入院しました。

先生に診《み》てもらったところ、私の病気は「メニエール病」という診断でした。突発性難聴だったとしたら、あれほどひどいめまいをくり返すはずはないそうです。もっと早く、めまいの専門医に診てもらうべきだったと、そのときに思いました。

新井先生による治療は、リハビリが中心でした。めまいのリハビリとは、指先を目で追ったり、首を傾げたり、足踏みをしたり、というものです。リハビリの目的は、目、耳、足の裏に刺激を与えて、平衡機能の訓練を行い、小脳を鍛えることだそうです。

入院中、私はこのリハビリを１日４回行いました。もし１人だったら、めまいでフラフラしている中でリハビリをやるのは、とても心細かったでしょう。しかし、めまいで入院している多くの患者さんや、リハビリを終えて退院した先輩たちも集まり、みんなでいっしょに行うので、私もなんとかこなすことができました。

私の場合は重症だったので、通常よりも長く２週間入院しました。１週間目はまだめまいが治まりませんでしたが、２週間目になるとずいぶん改善しました。そして私は、新井先生から集団リハビリのチーフに任命されたのです。そうなると、「がんばらなくては」という気持ちがわいてきて、より一生懸命リハビリに励むことができました。

さて、退院するときには、完全にめまいの症状も治まり、１人で歩くこともまったく不安がありませんでした。とはいえ、めまいのリハビリは続けていかないと、症状が戻ることがあるそうです。ですから、私は退院してからも、毎日自分でリハビリをやっています。リハビリのメニューを全部やるのは大変なので、特に目と足の裏に刺激を与えるものを選んで、毎日３回、最低でも１回は実行するようにしているのです。

退院してからもう5～6年たちますが、おかげさまで、一度もめまいは起こっていません。今では、車の運転もゴルフも安心して楽しむことができます。新井先生に出会って、めまいのリハビリを知ることで、廃人にならずにすみました。心から感謝しています。

新井先生のコメント

メニエール病は、回転性のめまいを頻繁に起こし、歩くことも立っていることもできないほど激しいうえ、吐き気や嘔吐もともなうので、会社勤めをしている人にとっては本当につらい病気です。仕事どころか、普通に生活することも大変でしょう。

畑仲さんは、何年もの間、頻繁にめまいが続き、聴力が著しく低下していたことから、ゲンタマイシンという抗生剤を中耳に少量注入する治療を行いました。それと並行して、平衡機能を取り戻すためのリハビリに取り組んでもらったのです。その結果、退院時にはめまいの症状が治まり、ふらつきも消えていました。これもひとえに、畑仲さんのがんばりの賜《たまもの》です。

めまいのリハビリは、続けないと体が元に戻ってしまいます。畑仲さんは、退院後も自宅で毎日めまいのリハビリを続けているとのこと。そんな畑仲さんの努力こそが、めまいやふらつきの再発を防いでいるのです。

メニエール病の一般的な治療法としては、利尿薬の服用と、水を多めに飲むこと、そして生活習慣の改善です。働きすぎや睡眠不足、心身への過重なストレスが、メニエール病を誘発すると考えられるからです。そのため、投薬によって一時的に症状が改善しても、再発することがあります。

メニエール病のかたは、自分の生活を振り返って、働き方や生き方、考え方を少し緩やかにするといいでしょう。具体的には、仕事量や就労時間をへらし、睡眠時間や休日、休憩時間をしっかり取る、といったことです。働きざかりのかたには難しいかもしれませんが、自分の体を守るためです。ぜひ心がけてください。

片頭痛性めまい

お勧めリハビリ

速い横
48ページ

ゆっくり横
50ページ

振り返る
52ページ

足踏み
56ページ

一般に片頭痛《へんずつう》は、ストレスや性ホルモンの変動、セロトニン（脳内の神経伝達物質）の欠乏、遺伝などが原因で起こることが多い病気です。仕事が忙しくなる時期や、仕事が一段落してホッとしたとき、女性なら生理の前後に、症状を訴える人が多くなります。普通、頭の片側だけに痛みが発生し、脈打つような痛みや嘔吐などの症状をともなって、日常生活に支障をきたすほどの強い症状が特徴です。

片頭痛にめまいがともなうことは、必ずしも多くはありません。片頭痛とめまいの関係性についても、医学界では現在研究中の段階です。因果関係がある場合と、ない場合があるからです。しかし、私が日々診察している患者さんの中には、片頭痛の前後、もしくは片頭痛と同時にめまいが発症するというかたが、ある一定数いらっしゃいます。すべてとはいえませんが、片頭痛とめまいが関連して起こるケースは、確実にあると思います。

頭痛もめまいも、市販の鎮痛剤や酔い止めの薬ですませてしまう人が多いのですが、お勧めできません。病院で専門医の診察を受け、ご自身の症状や体質にぴったり合った薬を処方してもらってください。頭痛に悩むかたは、頭痛外来や脳神経外科、神経内科などを受診しましょう。その際、「めまいも起こります」ということを、医師に伝えてください。現在は片頭痛の予防薬があり、痛みを未然に防ぐことができます。

ただ残念なことに、片頭痛性めまいを持つ患者さんのうち、めまいが薬で改善するのは6割程度です。残り4割のかたは「片頭痛は改善したが、めまいは消えない」という状態が続きます。ですから、薬によって片頭痛発作をコントロールすると同時に、めまいのリハビリを行って平衡機能を鍛えることも重要になるのです。現在研究中ですが、リハビリを併用した場合、めまいの改善傾向が良好のようです。

115ページからご紹介する江川さんも、薬によって片頭痛とめまいを予防することに成功していますが、やはりまだ、ふらつきとめまいが残っています。江川さんが、どのようにふらつきとめまいをコントロールしているか、ぜひご一読ください。非常に参考になると思います。

体験談

生理後に毎月起こった片頭痛性めまいが改善し欠勤や早退をせずにすんで大助かり

●神奈川県 ●48歳 ●会社員 江《え》川《がわ》美《み》幸《ゆき》（仮名）

天井がグルグル回って身動きできない

私は12～13年前から、1年に1回くらいの周期で体調をくずすようになりました。おそらくストレスが原因だったのだと思いますが、片頭痛とめまいが起こるようになったのです。ただし、このときのめまいは、立ちくらみ程度の軽いものでした。

ところが、7年くらい前からは、半年に1回の割合で激しい頭痛とめまいが起こるようになり、4～5年前からは3ヵ月に1回に増加しました。このころになると、頭痛の度合いが強くなり、めまいも相当つらくなってきたのです。

そして、ある夜のこと、これまでにないようなひどい症状に見舞われました。急に吐き気がして、トイレに駆け込みました。ひとしきり吐いて顔を上げると、天井がグルグルと回り始めたのです。しばらくはその場に座り込んでいました。少したつと動けるようになったので、ゆっくり立ち上がり、なんとか自分のベッドに戻りました。

　これはもう病院に行くしかないと思い、翌日、近所の耳鼻咽喉科を受診しました。とりあえず、めまいの症状をおさえる薬を処方してもらったのですが、その際に「脳梗塞《のうこうそく》（血管が詰まる病気）かもしれないので、脳外科でＭＲＩ（核磁気共鳴画像《かくじききょうめいがぞう》）を撮ってください」といわれました。指示に従って脳外科に行くと、幸い問題ないことが判明しました。

　薬を飲んでいたら、しばらくの間めまいの症状は起こりませんでした。ところが、3ヵ月後に同じような激しい症状が起こってしまったのです。「薬を飲んでいても治らないとなると、どうしたらいいのだろう」と途方に暮れてしまいました。

　そんなときに思い出したのが、横浜市立みなと赤十字病院の新井基洋《あらいもとひろ》先生のことでした。私は以前から、新井先生のお名前と評判を知っていました。また、知人が「ひどいめまいに悩んでいた親戚《しんせき》が、新井先生の治療で治ったのよ」と話していた記憶もよみがえりました。

　そうなると、すぐにでも新井先生に診《み》てほしいと思い、いても立ってもいられません。そこで、それまでかかっていた耳鼻咽喉科の先生に紹介状を書いてもらったのです。

　新井先生に診ていただいたのは、２００９年の3月ごろでした。診察の結果、私は「片頭痛性めまい」だとわかりました。確かに私の場合、生理の前後に頭が痛くなるのです。特に、生理が終わってからの2週間くらい、朝起きると頭が痛かったり、頭痛で目が覚めてしまったり、という症状が続いていました。そして、それにともなって、めまいが起こるのです。そのころには、片頭痛とめまいが毎月起こるようになっていて、生活にも支障が出ていました。

私の症状にはめまいのリハビリも必要だということで、新井先生に勧められ、4泊5日のリハビリ入院をしました。入院中は1日4回、集団でリハビリをします。私も相当苦しい思いをしていましたが、私よりもかなり症状の重い人がおおぜいいました。病室で何度も嘔吐する人や、話すことができない人、リハビリの会場まで歩けず車いすで移動する人など、見ているのがつらいほどでした。

そんな重症の人たちが、毎日リハビリをやっているうちに、みるみる症状が改善していったのです。嘔吐が止まらず水も飲めなかった人が、おいしそうにご飯を食べ始めたり、車いすだった人がすたすた歩いたりする姿を目の当たりにしました。「やはり、このリハビリは効果があるのだな」と実感しました。ですから、私も入院中の5日間、一生懸命リハビリに取り組んだのです。

毎日出勤前にリハビリ体操を行う

退院後は、片頭痛の予防薬を飲むようにしました。新井先生に処方してもらった薬が、私にはぴったり合ったようです。頭痛もめまいもほとんど起こらなくなり、とても助かっています。

頭痛が起こらないように薬を飲み、そのおかげでめまいがよくなったのは事実ですが、私の実感としては、リハビリもめまいの予防に役立っていると思います。

以前、駅のホームを歩いているときに、フラーッとして電車に吸い寄せられたことがあり、とても怖《こわ》い思いをしました。そのため、毎日出勤前に、「振り返る」というリハビリを必ずやっています。私の場合、頭を動かすときにフラーッとすることが多いので、これで体調をチェックするのです。「今日はちょっとフラつく」と感じたときは、頭を急に動かすような動作を控え、駅のホームや道を歩く際に最大限の注意を払います。

そのほかにも、新井先生に教えてもらったリハビリは、今も続けています。休みの日は「速い横」「ゆっくり横」「振り返る」「上下」などを必ずやるようにし、時間があるときには、目をつぶって「片足立ち」などをしているのです。

思い返せば、めまいがひどかったときには、頭を動かすとクラクラするし、柱時計を見上げることすらできませんでした。字も書けず、立っていることもできないので、仕事中にめまいが起こると、同僚から「もう仕事しないで帰っていいよ」といわれていました。でも、今は、欠勤したり早退したりすることもなくなり、大変助かっています。

めまいが再発しないように、これからも毎日リハビリを続けていきます。

新井先生のコメント

片頭痛とめまいの両者は、まったく関連性を持たずに起こる場合もありますが、江川さんのように、片頭痛によって引き起こされるめまいも存在します。

江川さんの場合は、「生理のあとに片頭痛が起こる」→「片頭痛の前後にめまいが起こる」ということがわかっていました。そこで、江川さんに合った片頭痛の予防薬を処方しました。その結果、片頭痛を未然に防ぐことができ、激しいめまいを起こすこともなくなったのです。つまり、江川さんのめまいは、片頭痛に関連して起こっていた、ということがわかります。

江川さんのケースは、片頭痛の予防薬でめまいも防いでいる好例ですが、それでも多少のふらつきが残っています。つまり、平衡機能が良好であるとはいえないので、「薬でコントロールしているから大丈夫」と油断するのは禁物です。できれば毎日、基本の3つのリハビリ（「速い横」「ゆっくり横」「振り返る」）だけでも続けていただきたいと思います。

さらに、江川さんが毎日行っている「外出前のふらつきチェック」は、ぜひみなさんに実践していただきたいものです。ふらつき具合によって、「今日は車の運転を控えよう」とか「人ごみを歩くのはやめておこう」というように、危険を回避したり、めまいを防いだりすることができます。

持続性平衡障害・加齢性平衡障害

お勧めリハビリ

振り返る
52ページ

上下
54ページ

片足立ち
58ページ

ハーフターン
60ページ

この症状は診断が難しく、「年のせい」「気のせい」といわれてしまうことが多いケースです。しかし、これもりっぱな平衡障害で、患者さんの数も相当数にのぼります。姿勢や方向を変えると、バランスをくずして倒れてしまうほどのめまいがあるのに、どの病院でも原因がわからず、家で寝たきりになっている人が少なくありません。寝ているときは、平衡機能を担う「耳」「目」「足の裏」が使われず、どんどん弱っていきます。よく、お年寄りが骨折して入院すると寝たきりになって歩けなくなるといいますが、それと同じです。**私はよく患者さんに、「めまいは寝ていては治りませんよ」というのですが、治らないどころか、寝れば寝るほどめまいはひどくなるのです。**

122ページの五十嵐さんは、「持続性平衡障害（慢性のふらつき）」の典型的な例です。さまざまな医療機関を回ったという体験も、多くの人が共感できるでしょう。リハビリの効果が劇的に現れるのも、この病気の特徴です。

体験談

嘔吐や動悸をともない歩けないほどだった めまいが短期間で改善し階段も上り下りできる

●神奈川県●60歳●主婦　五十嵐《いがらし》千春《ちはる》

耳鼻咽喉科、総合病院、婦人科を回っても治らない！

私の体調がおかしくなったのは、２０１０年の終わりごろからです。よくわかりませんが、飼っていた愛犬が亡くなり、気落ちしたのがきっかけだったように思います。そのころから、体がフワフワしたり、頭がクラクラしたりするようになったからです。

２０１１年に入ると、さらに体調は悪化し、グラグラとめまいがして、歩くのもつらくなってきました。そんな折、５月に父が亡くなりました。葬儀のときの私のコンディションは最悪でした。足もとが揺れているようでまっすぐに立つことができず、参列者のかたがたに頭を下げようとすると、目がグルグル回りだすという状態だったのです。

そうしためまいに加えて、耳鳴りもひどくなりました。以前から耳鳴りはあったのですが、ジージーとセミが鳴くような音で、さほど気になりませんでした。それが、セミの声に加え、「ゴワンゴワンというすごい音が交じるようになったのです。このままでは困ると思った私は、とりあえず地元の耳鼻咽喉科を受診することにしました。ところが、聴力検査などをした結果、特に異常は見当たらないという診断でした。そして、「年のせいだからしかたない」とか「気持ちの問題」などといわれてしまったのです。

しかし、ひどいめまいや耳鳴りは、相変わらず続きました。そこで、今度は大きな総合病院で診《み》てもらうことにしました。そこでは、さまざまな検査を行い、脳のＭＲＩ（核磁気共鳴画像《かくじききようめいがぞう》）も撮りましたが、やはり異常はないとのことでした。ただし、女性ホルモンがかなり減少していることがわかり、それが原因かもしれないといわれました。

そこで、次にはレディースクリニック（婦人科）に行き、ホルモン補充療法を受けてみました。しかし、それでも、症状が改善することはなかったのです。このように、医療機関をハシゴしても、まったく回復せず、私は医師に対して不信感を持つようになりました。そのため、病院から足が遠のいていったのです。

その間も、症状は悪くなる一方でした。めまいが起こると吐き気ももよおすようになり、多いときには１日２回も戻すことがあったのです。さらには、じっとしていても目がグルグル回って、１人では立っていることも、歩くこともできなくなりました。「自分はいったいどうなってしまうのだろう」と不安は募《つの》るばかりでした。

　そんな私が、再び病院に行こうと思ったのは、知人の強い勧めがあったからです。知人は、「横浜にめまいを専門とするいい先生がいるから、ぜひ診てもらったほうがいい」というのです。それが、横浜市立みなと赤十字病院の新井基洋《あらいもとひろ》先生でした。

　2011年7月末、意を決して新井先生の診察予約の電話をしました。ところが、そのとき取れた予約日は、11月初旬でした。3ヵ月以上も待たなければならなかったのです。8月中旬、めまいやひどい嘔吐が続いたため、11月まで待てないと判断し、予約なしで横浜市立みなと赤十字病院を受診しました。診てくださったのは別の先生でしたが、そこであらためて新井先生の診察予約をしたところ、2ヵ月ほど早い9月12日が取れました。

　ホッとしたのもつかの間、8月下旬に、めまいと嘔吐、激しい動悸《どうき》に見舞われ、初めて救急車を呼びました。夜中の11時過ぎに赤十字病院に運び込まれ、当直の先生に処置をしていただいて、明け方に帰宅しました。それ以来、不安がいっそう深まりました。

　待ちに待った9月12日、ようやく新井先生の診察を受けることができました。新井先生は、とても丁寧に私の話を聞いてくださいました。それがうれしくて、私は「この先生に治療をお願いしよう」と決心しました。そして、診察の結果、私のめまいは「持続性平衡障害」とわかったのです。何軒も病院を回って、「年のせい」「気のせい」といわれ続けた私の症状に病名がついたことで、新井先生への信頼感がよりいっそう増しました。

私のめまいは、４泊５日のリハビリ入院をすれば改善するとのことでした。11月に入院予約を取り、それまでの間は、自宅でめまいをしのぎながら過ごしたのです。

抱えられて入院した４日後に１人で歩いて退院

さて、やっと巡ってきた入院の日、めまいでフラフラしながら家族に支えられて病院に行きました。入院した当初は、車いすで病院内のリハビリ会場に行くような状態でした。座ってできる範囲で、ほかの入院患者さんといっしょにリハビリをしました。

そんな私でしたが、入院３日目くらいになると、車いすに乗らず、壁を伝って自分の足でリハビリ会場まで行けるようになりました。ただし、リハビリ運動の中には、目をつぶって片足立ちをするなど、私にはできないことが多々ありました。そんなときにありがたかったのが、リハビリに参加している先輩たちの言葉です。「ちょっと前までは、私も車いすだったのよ」とか「フラッとしても、がんばって続ければ治るから」といったひとことは、経験者だからこその重みがあります。また、先輩たちは自分の経験をもとにアドバイスしてくれるので、教え方が上手です。コツをつかんだ私は、4日目には片足立ちもできるようになりました。

さて、1日に4回ずつリハビリに参加していたところ、足のふらつきがなくなり、ひどいめまいが起こらなくなりました。耳鳴りも、気にならないくらいに改善しました。そして、うれしいことに、1人でしっかり歩いて退院することができたのです。たった4日前に入院したときは、夫と娘に抱えられてきたことを思うと、信じられない思いでした。

病院で教えてもらったリハビリは、退院後も欠かさず続けています。「速い横」や「ゆっくり横」などを1日3回、できるだけやるようにしています。

今では、階段の上り下りも1人でできるようになりました。めまいが起こる前の生活に、だいぶ戻っているといっていいでしょう。ただ、たまにフラフラすることもあります。「今日はちょっと危ないかな」と思うときは、「振り返る」をやってみるのです。それによって、ふらつき加減をチェックし、外出できるかどうか、自分で判断するようにしています。

めまいに振り回されていた日々は、もう思い出したくもありません。2度と経験したくないので、これからも欠かさずリハビリを行っていくつもりです。

新井先生のコメント

五十嵐さんの場合、おそらく最初は、三半規管の障害によるめまいだったのだと考えられます。症状が長引き、安静にする時間も長くなったため平衡機能が衰えて、私が診察したときには「持続性平衡障害」になっていました。

目と耳と足の裏からの有効な刺激で、小脳を鍛えるのが、めまいのリハビリです。弱っている部分を鍛えるのですから、最初はやはりつらいと思います。しかし、五十嵐さんの例を見てもわかるように、めまいのリハビリは、短期間で効果を実感できる場合が少なくありません。ただし、入院中に平衡機能が回復してめまいが消えても、退院後にリハビリをやめてしまっては元《もと》の木阿弥《もくあみ》です。五十嵐さんの場合、娘さんがいっしょにリハビリをやってくれているそうです。このように家族が協力することで、めまいの再発を防ぐことができます。特に、ふらつきのある人が「片足立ち」や「ハーフターン」、「足踏み」を行う場合は、転倒を防ぐために、必ず家族がつき添うようにしてください。最初のうちは、手をつないであげるといいでしょう。

ハント症候群

お勧め
リハビリ

振り返る
52ページ

上下
54ページ

片足立ち
58ページ

正式には「ラムゼイ・ハント症候群」といいます。子どものころに水ぼうそう（水痘《すいとう》）にかかった人の体内には、水痘ウイルスが潜伏しています。何かの拍子で顔面神経に潜んでいたウイルスが再活性化し、顔面神経と、その横に並ぶ内耳神経《ないじしんけい》（聴覚と平衡の神経）にダメージを与えることで、めまい、耳鳴り、難聴、顔面の神経マヒなどが現れる病気です。

まず、頭痛や耳の痛みが現れ、次に耳の入り口付近や周りに赤い水疱《すいほう》ができます。そして、片方の目や口が閉じなくなるなど、顔面神経マヒが起こるのです。そのほか、耳が聞こえにくくなったり、耳鳴りがしたり、激しいめまいが起こったりします。痛みは1～2ヵ月で消えることもあれば、数年間残ってしまう場合もあります。また、めまいや難聴が後遺症として残るケースも少なくありません。治療は、抗ウイルス薬やステロイド薬の服用、点滴注射などです。早期治療が望ましいので、初期症状が現れた時点で、耳鼻咽喉科を受診しましょう。治療後にはぜひ、リハビリをしてください。

慢性中耳炎が原因のめまい

お勧めリハビリ
速い横 48ページ
振り返る 52ページ
上下 54ページ
ハーフターン 60ページ

鼓膜《こまく》の内側に炎症を起こすのが「中耳炎《ちゅうじえん》」ですが、急性の場合は抗生物質の投与などで改善します。急性中耳炎が重症化・慢性化すると、鼓膜に穴が開き（鼓膜穿孔《こまくせんこう》）、中のウミ（バイ菌の死骸《しがい》）を外に出そうとします。この穴は自然に閉じますが、中耳炎をくり返したり、適切な治療を受けずにいたりすると、穴が閉じなくなって「慢性中耳炎」になります。鼓膜に穴が開いたままなので、耳鳴りや難聴が固定化し、内耳への炎症が広がることにより、耳鳴りや難聴が徐々に悪化し、めまいが起こるケースも少なくありません。めまいは、軽いものから、激しい回転性めまいをくり返すものまで、さまざまです。ただし、めまいによって、耳鳴りや難聴が増悪《ぞうあく》することは多くありません。

内耳の前庭器《ぜんていき》の働きに左右差が生じることで、めまいが起こっているので、リハビリが有効です。ただし、鼓膜穿孔を治すなど、慢性中耳炎の治療をすることが必要です。めまいの原因を解決してから、リハビリを行いましょう。

椎骨・脳底動脈循環不全症

前述したように、小脳は平衡機能を保つために重要な役割を果たしています。その小脳に血液を送っているのが、首の後面を走る「椎骨動脈《ついこつどうみゃく》」と、それにつながる「脳底動脈《のうていどうみゃく》」です。椎骨・脳底動脈循環不全とは、これらの動脈の血流が一時的に悪くなる病気で、めまいを起こすことがあります。血流障害が起こる原因としては、動脈硬化（血管が硬くもろくなる症状）や頸椎《けいつい》（首の背骨の部分）の変形などが挙げられます。

めまいとともに、手足のしびれ、嘔吐や吐き気、ときには物が二重に見えたり霧がかかったように見えたりする視覚障害をともなうことがあります。めまいと同時にこうした症状が起こった場合は、神経内科か脳神経外科、耳鼻咽喉科を受診しましょう。治療は、血液の粘性を調整したり、めまいを止めたり、血圧をコントロールしたりする薬物療法が中心です。治療と並行して、首の状態が良好ならばリハビリを行うといいでしょう。ただし、首に負担のかかる動きは控えてください。

お勧めリハビリ

速い横
48ページ

ゆっくり横
50ページ

寝返り 体のみ
65ページ

〈椎骨動脈と脳底動脈の役割〉

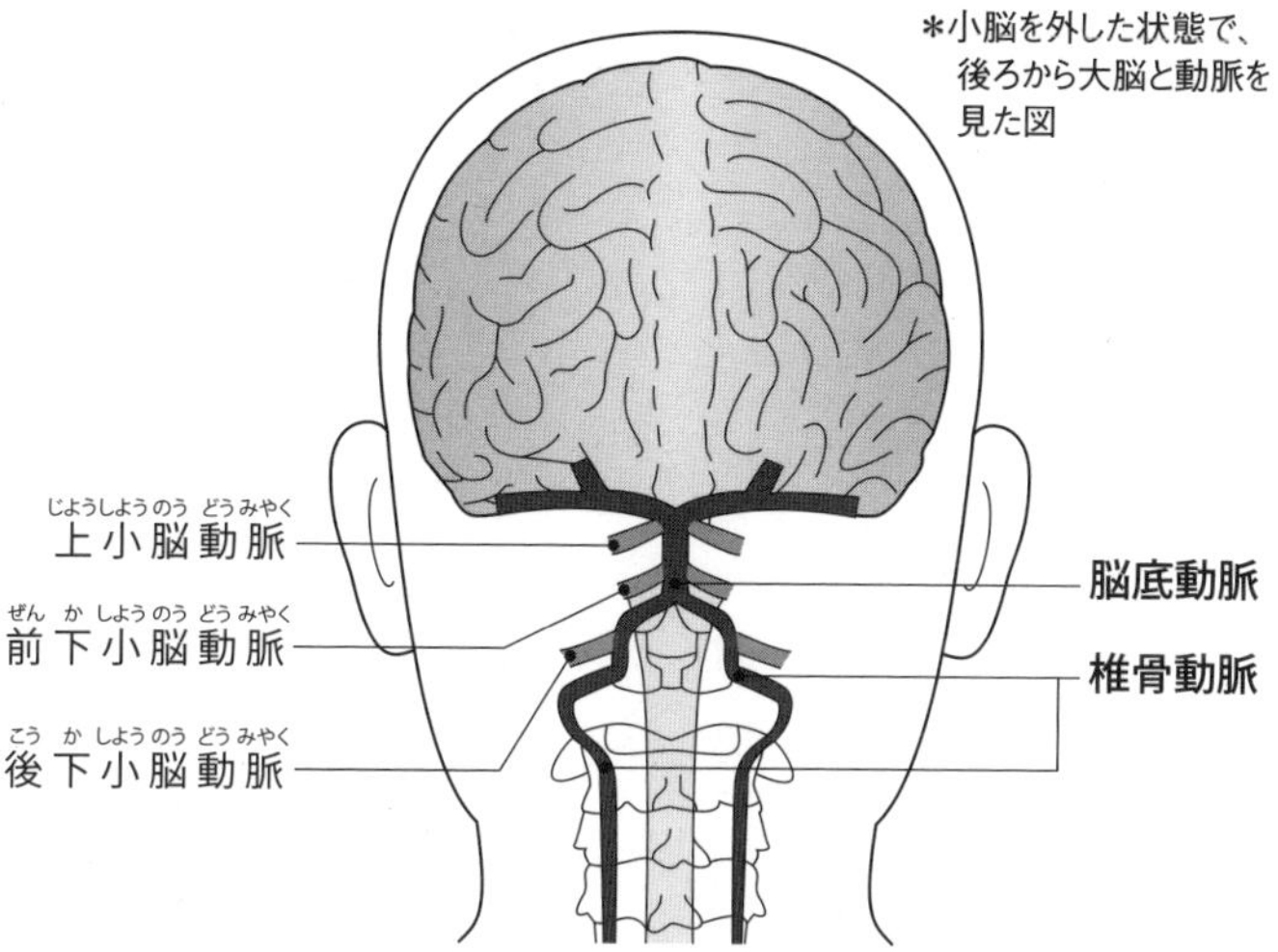

＊小脳を外した状態で、
後ろから大脳と動脈を
見た図

椎骨動脈と脳底動脈からは、
小脳へ血液を送る血管が複数出ている。

これらの血管が血流障害を起こすと

↓

めまい
吐き気
手足のしびれ
視覚障害などが起こる

脳梗塞・脳出血の治療後に残るめまい

お勧めリハビリ
速い横 48ページ
ゆっくり横 50ページ
寝返り首のみ 64ページ

脳梗塞は脳の血管が詰まる病気、脳出血は脳の血管が破れる病気です。小脳で梗塞や出血が起こると、急激なめまいや平衡機能の失調が生じます。小脳は、体のバランスを取る中枢《ちゅうすう》だからです。脳出血や脳梗塞の治療後に、めまいの後遺症で悩んでいるかたは多く見られます。私のところにも、脳出血後、めまいとふらつきに悩む女性が見えました。

58歳の女性Ａさんは、左の大脳出血を起こしたため、右半身のマヒが残りました。手足のリハビリを行い、日常生活を無理なく1人で過ごせるようになるまでになりましたが、めまいやふらつきが残りました。手足の機能がある程度回復しても、ふらついて転倒すると非常に危険です。ご本人も不安を感じていたため、めまいのリハビリを指導しました。すると、めまいとふらつきが改善して、ＱＯＬ（生活の質）が格段に向上したのです。

脳梗塞や脳出血は、適切な治療を受けて軽快したあとも、主治医の先生の指示に従ってください。めまいのリハビリの実施についても、必ず主治医に確認しましょう。

心因性めまい・めまいをともなう「うつ」状態

お勧めリハビリ

ゆっくり横
50ページ

振り返る
52ページ

足踏み
56ページ

精神的なことがきっかけで、めまいが起こることがまれにあります。しかし、その多くは、ストレスが内耳の血流を障害してめまいを引き起こしている可能性があります。また、不安やうつ状態から家にひきこもり、運動量がへることでも平衡機能が低下して、ふらつきが起こることも考えられます。

こうした内耳の障害や平衡機能の低下が見られず、精神的なことだけが原因でめまいが起こるというのは、よほど根深い事情があると考えられます。長年、めまい治療に携わってきた私でさえ、真の心因性めまいの患者さんは2人しか診ていません。トラウマ（心的外傷）などが原因のめまいは、心療内科などで専門医のカウンセリングや心理療法、治療を受けることが最優先となります。心の治療が終わってもめまいが残っている場合は、めまいのリハビリをしてみるのもいいでしょう。

さて、ここまで読み進めてきたみなさんは、相当めまいに詳しくなりました。リハビリについても、理解が深まったと思います。

次の第4章では、「リハビリを毎日行いながら、生活習慣を見直しましょう」という話をします。リハビリでめまいが治っても、めまいの原因となる生活習慣が改善されなければ、めまいは何度でも再発します。これを機に、働き方や考え方などをじっくり振り返ってみましょう。

また、生活の中には、めまいを未然に防ぐコツや、めまいを起こしにくい体にする秘訣《ひけつ》がたくさんあります。日々の積み重ねがモノをいいます。ぜひ実行してください。

第4章

めまいを起こさない生活術

めまいを起こしにくい体をつくる

日常生活の過ごし方によっても、めまいの発現を未然に防いだり、めまいが起こりにくい体をつくったりすることができます。私がいつも患者さんにお話ししていることを以下にまとめましたので、参考にしてください。「めまいは自分で治すもの」です。毎日の積み重ねが大切なので、できるかぎり心がけるようにしましょう。ご自身の体調や環境、めまい発作の起こり方などを、あらためて見直してみてください。

①睡眠

健康な人でも、寝不足のときは目がショボショボして、頭はぼんやりし、足もとがフラフラします。ましてや、めまいの患者さんは平衡機能《へいこうきのう》（バランス機能）が衰えているのですから、なおさらです。寝不足は、確実にめまいを誘発します。何をおいても、睡眠はじゅうぶんに取ってください。

適正な睡眠時間は人それぞれなので、一般にいわれる7時間睡眠にこだわる必要はありません。長くても、短くても、日中に眠気が起こらなければＯＫです。自分にとって、必要な睡眠時間を守るようにしてください。

なかなか寝つけないときは、ベッドに入る前にストレッチをしたり、音楽を聴いたりして、心身をリラックスさせるといいでしょう。また、眠れないのを気に病《や》まないことも大切です。「眠くなったら眠ればいい」と開き直ると、案外眠気がやってくるものです。

それでも睡眠不足が続くようなら、医師に相談して睡眠薬を処方してもらうのも、１つの方法です。「薬は癖になるのでは」と心配する人もいますが、医師の指示どおり正しく用いれば問題ありません。

②アルコール

めまい、耳鳴り、難聴の症状がないときに、たしなむ程度にアルコールを摂取するのはけっこうです。ただし、アルコールには小脳《しょうのう》の機能を抑制する傾向があります。酒に酔って千鳥足《ちどりあし》になるのは、そのためです。めまいがしているときはもちろん、「今日は調子が悪いな」というときは、飲酒を控えましょう。

③タバコ

職場や家庭でストレスを感じると、ついついタバコに手が伸びるという人がいると思います。しかし、喫煙は確実にめまいを悪化させます。

タバコに含まれているニコチンは、全身の血管を収縮させ、血液の循環を阻害《そがい》する作用があります。特に、内耳《ないじ》（鼓膜《こまく》の内側のさらに奥）に血液を送り込んでいる細い血管ほど、ニコチンによる影響が大きくなります。

また、タバコの煙には、赤血球《せっけっきゅう》と酸素の結合を阻害する一酸化炭素が含まれています。つまり、タバコを吸い続けていると、脳や内耳への酸素の供給量がへり、めまいが起こりやすい環境を作ってしまうことになります。

めまいを治したいなら、禁煙を実行すべきです。

④コーヒー

コーヒーの香りは、情緒を安定させ、集中力を高める働きがあるといわれています。ストレスを緩和させ、リラックスする効果も期待できます。したがって、コーヒーに関しては、気にせず飲んでいただいてけっこうです。

ただし、夜寝る前に飲んで睡眠に支障が出るようでは困ります。コーヒーを日常的に飲む人の中には、純粋にコーヒーが好きというよりも、「眠気覚まし」に飲んでいる人もいるようです。これはいけません。良質の睡眠を確保できる範囲で、あくまでも楽しみとして飲んでください。

⑤食事

私たちがふだん食事で摂取している食べ物には、いろいろな薬効があります。体調を整え、めまいを軽減するためにも、できるだけ多くの種類の食物をバランスよく食べることが大切です。

特に私は、めまいの患者さんにはカルシウムやビタミンD、ビタミンKを多く含む食品を積極的に食べるように勧めています。その理由を説明しましょう。

私は、めまいと骨粗鬆症《こつそしょうしょう》（骨がもろくなる病気）の間に、相関関係があると考えています。そこで、その仮説を検討するために、めまいの患者さん１５００人を対象に、骨粗鬆症の有病率を調べました。すると、日本における50歳以上の男性の４％が骨粗鬆症といわれているのに対し、めまいを持つ男性は９％が骨粗鬆症でした。同様に女性を調べたところ、日本全体では25％であるのに対し、めまい患者さんの骨粗鬆症の有病率は49％にも上ったのです。

さらに、めまいと骨粗鬆症を併せ持っている人の生活状況を調べたところ、めまいのみの人よりもＱＯＬ（生活の質）が下がるという調査結果も出ました。

このデータからいえるのは、まず第1に、めまいの患者さんは骨粗鬆症になりやすいのではないか、ということです。さらに、めまいの人が骨粗鬆症になると、生活の質が下がるということもわかりました。ですから、めまい患者さんには、めまいのリハビリとともに、骨粗鬆症の予防と改善を心がけるように指導しているのです。

骨を強くするために必要な栄養素は、まずは、みなさんご存じのカルシウムです。シラス干しやチリメンジャコなどの小魚、牛乳、ヨーグルトを積極的にとりましょう。また、ビタミンDは、カルシウムの吸収を高める効果があります。ビタミンDを多く含む食品は、干しシイタケ、鶏卵、鮭《さけ》です。さらに、ビタミンKは、骨の下地であるコラーゲンとカルシウムを結びつけると同時に、カルシウムが骨から溶け出すのを防ぐ働きがあります。ビタミンKは、納豆やホウレンソウ、ブロッコリー、レタスに含まれています。

ただし、ここで挙げた栄養素は、サプリメント（健康補助食品）ではなく、食事でとるようにしてください。サプリメントは過剰摂取の危険性がありますし、食事を楽しくおいしくとることは精神安定にもつながるからです。

⑥自動車の運転

体調の悪いときに運転をすると、めまいが起こって思わぬ事故につながるおそれがあります。そういうときは、運転を控えましょう。

体調を確かめるためには、運転をする前に、「足踏み」をやってみてください。もし体の向きが90度以上曲がったら、その日の平衡機能は良好とはいえません。車の運転は控えたほうがいいでしょう。

⑦外出

前項の「自動車の運転」と同じように、外出前に「足踏み」をやってください。体の向きが90度以上曲がったら、遠出は控えましょう。人ごみを歩いたり、電車やバスに乗ったりするのは、ふらつきの危険があるのでお勧めできません。

デパートや駅は、人であふれています。目の前を、おおぜいの人がいろいろな方向に移動するため、目線があちらこちらに動き、脳が情報を処理しきれずに、めまいが生じるのです。どうしても外出しなくてはいけないときは、時間に余裕を持って出かけ、こまめに休憩を取ることです。できれば事前に、ベンチや休憩所などの場所を確認しておくといいでしょう。

第3章の体験談にも出てきましたが、リハビリを毎日続けていると、自分の体調がわかるようになってきます。「今日はちょっとクラッとしやすいわ」とか「いつもより足もとが不安定だ」といった感じです。そういった微妙な変化を事前に把握《はあく》しておくと、外出する際にも安心です。

また、電車やバスに乗るときは、睡眠をしっかり取っておき、軽く食事をしてから出かけましょう。

⑧入浴

入浴は、全身の筋肉の緊張をほぐし、血流を促進させるだけでなく、精神的な疲れを取るうえでも有効です。しかし、めまいが起こりやすい人は、熱いお湯に長時間つかると、めまいやふらつきにつながるので気をつけましょう。また、湯ぶねから立ち上がるときも、注意が必要です。急に立ち上がると、脳への血流が不足して、立ちくらみを起こすことがあります。ゆっくりとした動作を心がけてください。

シャンプーのときに、頭を下げたり上げたり傾けたりすると、めまいが起こることがあります。そういう人は、入浴前に「上下」のリハビリをしておきましょう。めまいの起こりやすい状況を把握し、その「苦手な動き」のリハビリをするのです。

万が一、浴室でめまいが起こったときのために、浴室内に手すりを設けたり、滑り止めのついたバスマットを敷いたりする工夫をしておくといいでしょう。

⑨家事

毎日こなしている家事ですが、実は、めまいを誘発する動作がたくさん含まれています。たとえば、台所仕事や掃除をするときには、下向きの姿勢を取ります。また、布団の上げ下ろしや洗濯物を干す作業は、上を向いたり下を向いたりします。どの体勢でめまいが起こりやすいかをチェックし、その動きのリハビリを重点的に行いましょう。患者さんの中には、家事の最中にリハビリを取り入れているかたも多いようです。

⑩運動

めまいや、それにともなう諸症状に悩まされていると、外に出て体を動かすことに不安を覚えると思います。しかし、急性期が過ぎたら、「積極的に体を動かしてください」と医師にいわれるでしょう。体を動かせば、全身の血流が促進され、内耳の血液循環もよくなります。その結果、めまいが軽くなったり、めまいを起こしにくくなったりする効果が期待できるのです。

ちなみに、体を動かすときは、無理をせず、競争心を持たず、自分のペースで行いましょう。ウォーキング、ゴルフ、テニスなど、どんなスポーツも自分の気分転換につながるのであれば、どんどんやってください。メニエール病の患者さんに有酸素運動を勧めているドクターもいますので、エアロバイクやジョギングなどもいいかもしれません。ヨガや気功《きこう》、太極拳《たいきよくけん》など、ゆったりした動きのものでもいいでしょう。

ただし、スキューバーダイビングはお勧めできません。海に潜っているときに、水圧の変化によってめまいが起こり、上下がわからなくなって事故につながる危険性があるからです。そのほか、登山も気圧の変化を受けてめまいを誘発しやすいので、避けたほうがいいでしょう。

コラム① めまいと骨密度の関係

めまいの患者さんが恐れていることの1つに、「転倒してケガをしたらどうしよう」ということがあります。特に高齢の患者さんは、「転倒→寝たきり→認知症《にんちしょう》」という図式が頭に浮かぶようで、「転倒が心配なので外出できません」と訴えるかたが少なくありません。実際、閉経後の女性は骨粗鬆症を患っている人も多いため、めまいを起こして転倒し、骨折するといったケースが多いのです。ちなみに、めまいの患者さんは、同年代の女性よりも骨密度が低いというデータがあります。

めまいのリハビリの「片足立ち」は、平衡機能を鍛えるということで勧めていますが、実は日本整形外科学会も「転倒・寝たきりを防ぐための体操（ロコモ体操）」として推奨しているのです。整形外科的な観点からいうと、片足立ちは、下半身の筋肉を効果的に鍛え、大腿骨頸部《だいたいこつけいぶ》（足のつけ根の骨）の骨密度が上がることが指摘されているそうです。

つまり、片足立ちは平衡機能を鍛えてバランス能力をアップし、筋力も骨密度も上げるすばらしい体操といえます。ぜひ毎日行ってください。

⑪女性ホルモンの変化

生理の前後や更年期は、ホルモンバランスがくずれやすくなります。それにともなって、体がむくんだり、頭痛がしたり、イライラしたり、という心身の変化が現れることがあります。そういった症状の1つとして、めまいが起こることがあるのです。１１５ページで体験を語ってくださった江川さんは、生理のあとに片頭痛《へんずつう》性めまいを発症していました。めまいやふらつきが起こった日時を、手帳やカレンダーに記録しておくとホルモンとの関係がわかり、対策を立てやすくなるでしょう。

「前兆」を知ってめまいを未然に防ぐ

めまいの原因には多くの病気や障害がかかわっていますし、めまいが起こるきっかけも人それぞれです。ただ、長年めまい患者さんを診察してきて、多くのかたに共通する「めまいの前兆」「めまいの引き金」が、いくつかわかってきました。めまいが起こる前に少し気をつければ、発作を避けることができます。患者さんから多く寄せられる声をまとめたので、参考にしてください。

①カゼなどの体調不良

体調が低迷しているときは、体の弱い部分がまっさきにダメージを受けます。めまい患者さんは、平衡機能が弱点ですから、めまいが起こりやすくなるのです。

特に、カゼはめまいを悪化させる大きな要因なので、まずはしっかりと治療してください。カゼを治すためなら、リハビリは休んでもかまいません。カゼが治ったら、すぐにリハビリを開始しましょう。

②低気圧の接近

気圧の変化は、内耳に影響を与えて、めまいの原因となります。飛行機の離着陸時や、新幹線がトンネルに入ったときなどに、耳がツーンと詰まった感じ（耳閉感《じへいかん》）を覚えることがあるでしょう。あれは、気圧の変化に内耳が対応できずに起こる現象です。内耳に不具合があると、めまいや耳鳴り、耳閉感といった症状が起こるのです。

特にメニエール病の場合は、気圧の変化がめまい発作と関係があるといわれ、前線（温かい気団と冷たい気団の境目）が通過するときに、症状が悪化するというケースが多く見られます。体調をチェックして不安があるようなら、遠出や車の運転は控えたほうがいいでしょう。吐き気をもよおすほどの症状が出ないかぎり、通常どおりリハビリをしてください。

③過労・多忙

行事の準備にかかわったり、根を詰めて仕事をしたりしたあと、めまいを起こすことが多いようです。忙しく働いているときは気が張っているので、疲れやストレスに気づかないのですが、終わったとたんにドッと体に負担が来ます。94ページの黒田さんが、まさにこのケースです。仕事量を調節するのがいちばんの予防策ですが、それが難しければ、睡眠を多めに取ったりして、疲れを翌日に持ち越さないように工夫してください。

④精神的なダメージ

涙も出ないほどのショックや、精神的な打撃が、めまいの引き金になることがあります。特に、身内や親しい人が亡くなったあとに、めまいを起こす人は少なくありません。

１２２ページの五十嵐さんは、愛犬を亡くした直後からめまいが始まりました。その後、お父様を亡くされたことも、めまいとふらつきの増悪《ぞうあく》に拍車をかけたと考えられます。ショッキングな事件の直後よりも、一段落したころに症状が出ることが多いようです。

⑤その他の前兆

めまい発作の前兆として、多くの患者さんが実感し、訴えるものを挙げておきます。体調の変化を手帳などにつけておくと、めまいの前兆を把握しやすいでしょう。めまいが起こりそうなときがわかれば、対処しやすくなります。対処のしかたは人によっていろいろですが、前兆を察知することで、医師から処方された薬を早めに飲んだり、リハビリをしたりすることで、大きなめまい発作を起こさずにすむでしょう。「めまいと上手につきあう秘訣《ひけつ》の１つ」と考えてください。

もし、次のような前兆があり、さらに吐き気までもよおすようだったら、安静にして様子を見ましょう。軽い前兆で吐き気もないなら、ふだんやっているリハビリを行いましょう。

・耳鳴りがしたり、耳の詰まった感じがいつもより強かったりする
・なんとなく、ふらつく感じがする

・後頭部がズーンと重い
・肩こりがひどい
・胸がむかつく感じがして、気分が悪い
・まぶたが重い
・生あくびが頻繁に出る

85ページの本田さんの体験談にもありましたが、軽いめまいや前兆が起こったときにリハビリをすると、症状が治まることが多いようです。めまいのリハビリは、めまいを根本的に改善するばかりでなく、「今あるめまい」を鎮静させる効果もあるのです。

コラム② 「地震酔い」は気のせい？

地震でもないのに、体が揺れているように感じたり、めまいや吐き気が起こったりする症状を「地震酔い」といいます。２０１１年3月11日に起こった東日本大震災直後、この地震酔いに悩む人が急増しました。

内耳の前庭器《ぜんていき》（三半規管《さんはんきかん》と耳石器《じせきき》）に、ふだん経験しない激しく長い刺激（大きな地震など）が加わると、めまいや吐き気が起こります。東日本大震災は、大きな余震が頻繁に長期間にわたって起こったので、平衡機能が回復しない人が多かったのでしょう。また、未曾有《みぞう》の大災害が精神的ショックとなり、「また地震が起こるのでは」と神経質になることが、地震酔いの原因の1つとも考えられます。

しかし、私はそれだけではないと考えています。今回の地震がきっかけとなり、隠れていた平衡機能の障害が表面化し、めまいが発症したケースも多いと思うのです。ですから、めまいやふらつきが続いているかたは、「気のせい」「単なる地震酔い」などと思わず、めまいに詳しい耳鼻咽喉科医を受診することをお勧めします。

めまい　なんでもQ＆A

診察時に、患者さんからよく聞かれる質問と、その回答を紹介します。質問は多岐《たき》にわたりますが、リハビリを続けるうえで参考になると思いますので、ご一読ください。

Q1　毎年6月と9月にめまいがひどくなります。偶然でしょうか？

A1　偶然ではありません。6月と9月といえば、季節の変わり目です。めまいの患者さんは、季節の変わり目にめまいが悪化しやすいのです。
また、6月は梅雨、9月は台風のシーズンで、気圧が急激に変化する時期です。内耳は気圧の変化を受けやすいため、めまいが悪化することが多いと考えられます。めまいの前兆を察知し、苦手なリハビリを多めに行うなど、発作が起こらないように努力しましょう。

Q2　何をやっても三日坊主です。リハビリを続けるコツがあったら、教えてください。

A2　自分に、ごほうびをあげましょう。それも、短期間にごほうびを設定するのがコツです。たとえば、リハビリを1週間続けたら友達とランチに行く。1ヵ月続けたら日帰りバスツアーに行く。3ヵ月続けたら1泊の温泉旅行に行く。というように、予定を組んでおくのです。目標があればがんばれるし、リハビリを続ければ確実にめまいは改善します。1週間後ランチに行ければ、それが自信になり、次のバスツアーに向けてやる気がアップするでしょう。

また、私の勤務する横浜市立みなと赤十字病院ではリハビリ入院を行っていますが、退院後に、リハビリのお手伝いをしに通ってくださるかたが複数いるのです。非常にありがたいことで、感謝しているのですが、みなさん「いえいえ。自分自身がリハビリを続けるためですよ」とおっしゃいます。このように、自分が治ったら人に教える、そしていっしょにリハビリを続けるというのも、1つの方法だと思います。

Q3　めまいは枕《まくら》の高さや硬さ、素材と関係がありますか？　また、寝るときの頭の位置や姿勢で、めまいの症状はよくなりますか？

A3　枕とめまいは、直接には関係ありません。お好きな枕を選んでください。
ただし、寝るときの頭の位置や姿勢は、めまいの発症と深いかかわりがあります。
みなさんの中には、ソファーに寝転がってテレビや雑誌を見るのを習慣にしている人がいるでしょう。この姿勢は最悪です。首の血流が阻害されやすく、めまい誘発の大きな原因になります。また、いつも同じ側の耳を下にしていると、内耳の耳石《じせき》（頭の動きや重力を感知する組織）がはがれやすくなるという報告があります。耳石がはがれて浮遊することで、平衡機能が乱れ、めまいが起こるのです。その意味においても、「ソファーでテレビや雑誌」は控えてください。

Q4　乗り物酔いが激しいのですが、めまいと関係はありますか？　酔わないための対処法はありますか？

A4　関係あります。乗り物酔いは耳の前庭器からの刺激と、目からの刺激、足の裏からの刺激のずれで起こります。
たとえば、バスに乗っているとき近くの景色を見ていると、「私は移動している」という情報が目から入ります。しかし、足の裏はバスの床についたままなので「移動していない」と感知します。さらに耳の前庭器には、発車や停車、右折左折のときだけ、突然、「体が揺れている」という情報が入ります。このように三方からの情報がバラバラなので小脳が混乱し、胃や腸などの内臓、血管、汗腺などをコントロールする自律神経《じりつしんけい》の働きが乱れてしまうのです。その結果、吐き気や生あくび、冷や汗といった乗り物酔いの症状が現れます。

めまいを起こしやすい人は、もともと平衡機能が弱っているため、乗り物酔いの症状が強く出ます。また、それまで乗り物酔いをまったくしなかった人が、めまい発作が起こるようになったと同時に、酔いやすくなることもあるのです。

乗物に酔わないための対処法としては、じゅうぶんな睡眠と、消化のいい食事、体を締めつけない服装を心がけてください。また、車が動いているときは、遠くの景色を眺め、頭を下にしないようにしましょう。もちろん、めまいのリハビリも有効です。

Q５　視力の低下や、視力の左右差が大きいことは、めまいやふらつきと関係ありますか？

A5　無関係ではありません。体のバランスを保つためには、目からの情報が大きく関係しているからです。視力が低下したり視力の左右差が大きかったりすると、目から入ってくる情報が少なくなったり、正確でなくなったりします。そのため、バランスを保つのが難しくなり、めまいやふらつきが生じやすくなるのです。

　視力の悪い人は、目を鍛えるために、リハビリの「速い横」「ゆっくり横」を多めに行いましょう。その際、指を目でしっかりと追えるように、親指の爪《つめ》に赤いテープなどを貼《は》ると、効果が高まります。目をしっかり動かすことがめまいの克服につながるので、ぜひがんばってください。

　視力に左右差があると、遠近感が取れなくなるので危険です。眼鏡やコンタクトレンズなどで矯正《きょうせい》することをお勧めします。

Q6　朝、血圧が高いと思うときでも、リハビリを行ってもいいですか？

A6　血圧の薬を医師の指示どおり飲んでいて、頭痛がなければ、ふだんどおりに行ってもかまいません。

Q7　いつめまいが起こるか不安でしかたありません。不安解消法を教えてください。

A7　めまいのリハビリを毎日続けることが、「大丈夫」という自信につながります。そのうえで、お金も時間もかからないストレス解消法を持つようにするといいでしょう。

　女性の場合は、友人と会話を楽しむことで、気分が軽くなるケースが多いようです。男性の患者さんを見ていると、自然の風景を眺めることで、気分転換になる傾向があるようです。

Q8　リハビリの効果がなかなか出ません。私には合わないのでしょうか。

A8　リハビリの効果には、個人差があります。これは人との競争ではなく、自分自身との闘《たたか》いです。自分で効果を実感できなくても、ゆっくりとあなたの小脳は鍛えられていきます。リハビリは勉強やスポーツといっしょです。サボってしまったら、小脳は覚えたことを忘れて、めまいが再発します。

継続は力なりです。リハビリは、あなたをめまいから守ってくれるパートナーだと考えてください。リハビリと二人三脚で生活すれば、めまいを気にすることなく、趣味や旅行、スポーツを楽しめるのです。

Q９　飛行機に乗るときに、めまいが起こらないようにする工夫はありますか？

A９　飛行機の離着陸時は、急激に機内の気圧が変化します。飛行機が上昇するときは、機内の気圧が下がり、耳の鼓膜《こまく》の外側よりも内側の圧力が高くなります。一方、下降時は、機内の気圧が急激に上がり、鼓膜の外側よりも内側の圧力が低くなります。こうした気圧の変化に内耳が刺激を受けて、めまいを起こすことがあるのです。

そこで、離着陸時には、ツバを飲み込んだり、アメをなめたり、ガムをかんだり、あくびをしたりして、「耳抜き（鼓膜の中と外の圧力を調整する）」をしましょう。そうすると、めまいが起こりにくくなります。眠っていると、ツバを飲み込む回数が少なくなるので、離着陸時はできるだけ起きているようにしましょう。

Q10 旅行先で気をつけることはありますか？

A10 旅行に出かけると、楽しくてはしゃいでしまうものです。リハビリを続け、元気になって旅行ができるのはすばらしいのですが、めまいの誘因となるような行動は避けるべきです。たとえば、お酒を飲みすぎたり、温泉に長くつかってのぼせてしまったり、夜遅くまでおしゃべりに興じて睡眠不足になったり、といったことは、めまいを起こす原因となります。サウナや水風呂も急激な刺激がめまいを誘発しますので、控えてください。

不安なときは、旅行前に主治医から薬を処方してもらいましょう。飲むか飲まないかは別にして、持っていけば安心です。

せっかくの楽しい旅行も、めまいが起こってしまったら台なしです。ふだんの生活で心がけていることを、旅行先でも守ってください。できれば、朝晩のリハビリも旅館でやっていただきたいくらいです。もしかしたら、旅行仲間が興味を持って、「めまいリハビリの輪」が広がるかもしれません。

おわりに

私が耳鼻咽喉科医《じびいんこうかい》を目指したのは、父が医院を開業していたからです。当時、「開業医の長男」は、父親の跡《あと》を継ぐものと思っていました。

入学した北里大学医学部の耳鼻咽喉科には、父も尊敬している徳増厚二《とくますこうじ》教授がいらっしゃいました。徳増先生は、めまい治療の大家です。父から、「徳増教授のもとで、めまいを勉強してはどうか」と勧められました。父の時代は、めまいを詳しく診察・治療できる医師が、今以上に限られていました。父自身、めまい患者さんを救いきれず、歯がゆい思いをしていたようです。

徳増教授は人格的に優れたかたで、私たち弟子はみんな今でも感謝の念を持ち、尊敬しています。ちなみに、私のデスクには、医学博士をいただいた際に教授からビールをついでもらっている写真が飾ってあります。師匠を毎日拝み、「徳増先生のような医師になりたい」という気持ちで、めまい診療をしているのです。

実家の医院を継ぐつもりで進んだ医学部で、めまい治療の奥深さに触れ、その道を邁進《まいしん》するうちに実家に戻るきっかけを失ってしまいました。それでも、私が毎日めまい患者さんの治療をしていることを、父は喜んでくれています。

私は普通の勤務医です。朝７時前に病院に出勤し、入院患者さんのリハビリ指導をします。その後、外来で診察をし、病棟を回診し、論文を書き、講演会に出かけ、さらに月に何度か当直もこなしています。ですから、マキノ出版の山崎さんから本書の刊行を打診されたときも、最初、多忙を理由にお断りしました。患者さん用の教科書として、『めまいは寝てては治らない』というＤＶＤブックをすでに出版していたことも、理由の１つでした。

しかし、山崎さんの言葉で心が動きました。彼女は、ほとんど無理やり病院に押しかけてきて、「体を動かすことでめまいが治るということを、知らない人がたくさんいます。私も知りませんでした。先生の患者さん向けの教科書とは別に、一般の健康実用書という形で、より多くの人にそれを伝えましょう！」というのです。

私の勤務する病院は横浜にありますが、遠方から飛行機や新幹線で見える患者さんも多くいらっしゃいます。しかし、本当に症状が重い人や、つき添ってくれる家族がいない人は、私のところまで来られません。私は今まで８０００人以上のめまい患者さんをリハビリ指導してきましたが、その何十倍、何百倍もの人が、めまいに悩み、めまいのリハビリを知らずにいることに気づき、ハッとしたのです。

また、私自身の体と心境の変化も、刊行の決め手となりました。

２０１１年2月2日、私は最愛の母を亡くしました。突然のことだったので、仕事の調整がつかず、５日に北海道での講演をこなし、７日に通夜、８日に告別式を行いました。四十九日が過ぎ、事務的なこともようやく片づいた5月17日、私は講演のため、博多《はかた》へ出張しました。日ごろのストレスを発散しようという気持ちがあったのでしょうか、ふだんは飲まないお酒を飲みました。幸い翌朝は二日酔いの症状はなく、無事に講演を終えて、今度は学会発表のために新幹線で京都に向かったのですが、その新幹線で、私は初めて乗り物酔いを経験したのです。地下鉄を乗り継ぎ、目的地で降りたときには頭がフワーッとしました。「あれ？　おかしいな。めまいか？」と不安になり、その日は大事を取って夜8時に寝ました。なにしろ翌日は、大事な学会発表です。

ところが翌朝5時半、ベッドの中で目を開けると、窓にかかったカーテンが右から左へ流れて見えるのです。私は、明らかに「回転性のめまい」を起こしていました。耳鳴りも頭痛もなかったので、「耳石《じせき》がはがれたのか？」と思い、頭を動かして三半規管《さんはんきかん》から耳石を出そうとしました。ところが、まったく効果がありません。トイレまで歩こうとしたら、体が右へ倒れそうになります。その症状から「左耳の内耳機能低下、もしくは前庭神経炎《ぜんていしんけいえん》の一歩手前」と診断しました。結局、その日は学会の会場（ホテルの目の前）まで歩いていくことができず、発表を取り下げることになりました。そして、ホテルにもう1泊して、抗めまい薬を飲み、丸2日間じっと横になっていたのです。

やっとの思いで横浜に戻りましたが、診察やリハビリ指導、当直は休めません。予定されていた講演会もキャンセルせずに行いました。もし、私の患者さんがこのような生活をしていたら、強制的に入院させます。実際、勤務先の病院で部下に診《み》てもらったところ、「新井先生、すごい眼振《がんしん》ですよ。普通なら、即入院です」といわれました。「医者の不養生《ふようじょう》」の典型で、お恥ずかしいかぎりです。

薬とリハビリで、今はすっかりよくなりましたが、めまいは結局1ヵ月間続きました。私はめまい専門医ですから、めまいのことは熟知しているつもりでしたが、治療するのと病気にかかるのとでは大違いです。本当に参りました。

自分がめまいを経験してわかったことがあります。

まず、めまいが発症する前々日、私はお酒を飲みました。これが、きっかけの1つになったことは間違いありません。アルコールは小脳《しょうのう》の機能を低下させ、めまいやふらつきの原因となることは本文中でも説明しました。これは、血中にアルコールがある間（酔っ払っている間）だけではないのです。ですから、お祝い事や旅行など、はめをはずしやすい場面では、くれぐれも注意が必要です。

それから、「リハビリは本当に効く！」ということを、身をもって体験できたのは、大きな収穫でした。仕事を休めなかったのは大変でしたが、患者さんに指導をする際にリハビリをいっしょに行うことで、私のめまいは格段によくなりました。

そして、なにより実感したのが、「家族の死」が心だけでなく、体にも甚大《じんだい》なダメージを与えるということです。私のめまいは、明らかに母の死が引き金でした。

ちょうどそんなときに、本書の企画が持ち上がったのです。マキノ出版の山崎さんが、企画相談のために初めて来院されたのが、私の誕生日だったことも奇妙な偶然でした。そんなことが重なり、「ああ。これは、母をはじめ、いろんな人が私に『本を出したら？』といっているのだな」と感じ、刊行を決めたのでした。

私のめまいは治りましたが、毎日「目が回るような忙しさ」です。それでも、朝早くからがんばれるのは、ひとえに患者さんの笑顔のおかげです。初診のときは車いすだった人が「1人で歩けるようになりました！」と駆け寄ってきてくれたり、ひどいめまいで目を開けられず、うつむいたままだった人が「頭を動かしてもクラクラしません」と、報告してくれたりします。

そして、めまいが治った患者さんの中には、当院で行っているリハビリのお手伝いに来てくれる人がたくさんいます。「先生、ありがとうございました」といわれることも多いのですが、私のほうがお礼をいいたいくらいです。本当にありがとうございます。

また、私を「めまい専門医」にしてくださった徳増厚二先生と、私に「めまい専門医」になるよう勧めてくれた父、私にこの本を書く決心をさせてくれた母に、感謝いたします。さらに、仕事人間の私をいつも支えてくれる妻と息子にも、この場をお借りしてお礼をいいます。いつもありがとう。

最後になりましたが、本書作成を手伝ってくれたライターの白井美樹《しらいみき》さんと、マキノ出版の山崎聡子《やまざきさとこ》さんには、何度も病院まで来ていただき、誠にありがとうございました。おかげでいい本ができました。

それでは、みなさんの笑顔を思い浮かべつつ、筆をおきたいと思います。
さあ。元気に声を出して、リハビリを始めましょう！

著者記す

2012年　陽春

【参考文献】

『めまいは寝てては治らない』 新井基洋著 中外医学社

『めまいを治す本』 坂田英治・坂田英明共著 マキノ出版

『めまい・平衡障害』 野村恭也・小松崎篤・本庄巌 総編集 中山書店

『めまいの構造』 加我君孝著 金原出版

『めまい、耳鳴り 不快と不安を解消する』 古屋信彦著 法研

『めまい診療のコツと落とし穴』 高橋正紘編 中山書店

『徹底図解 めまい・耳鳴り』 水野正浩・伊藤彰紀監修 法研

『よくわかる耳鳴り・難聴・めまい』 石井正則著 主婦と生活社

【著者プロフィール】

新井基洋（あらい・もとひろ）

1964年埼玉県生まれ。89年北里大学医学部卒業後、国立相模原病院、北里大学耳鼻咽喉科を経て、現在、横浜市立みなと赤十字病院耳鼻咽喉科部長。日本めまい平衡医学会専門会員、評議員。95年に「健常人OKAN（視運動性後眼振＝めまい）の研究で医学博士号取得。96年、米国ニューヨークマウントサイナイ病院において、めまいの研究を行う。北里方式をもとにオリジナルのメソッドを加えた「めまいのリハビリ」を患者に指導し、高い成果を上げている。

ビタミン文庫

めまいは自分で治せる

平成24年4月29日／第1刷発行
平成25年1月17日／第11刷発行

著　者　新井基洋
発行者　梶山正明
発行所　株式会社マキノ出版
〒113-8560　東京都文京区湯島2-31-8
電話 03-3815-2981　振替 00180-2-66439
マキノ出版のホームページ　http://www.makino-g.jp

印刷所・製本所　図書印刷株式会社

ISBN　978-4-8376-1240-7